상에 따라 누구나 쉽게할 수 있는

발足指壓
지압으로 치료할 수 있는
질병과 건강비법

날에 건강이 다 있다! 치료효과를 극대화 하는 발지압 비법!

편저 : 대한건강증진치료연구회

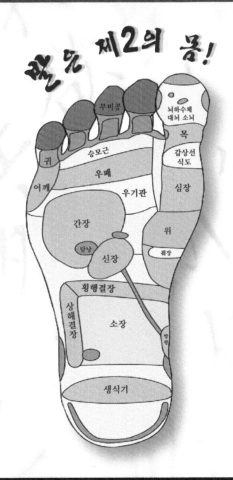

발도 제2의 몸!

법문 북스

발 지압의 특징과 방법

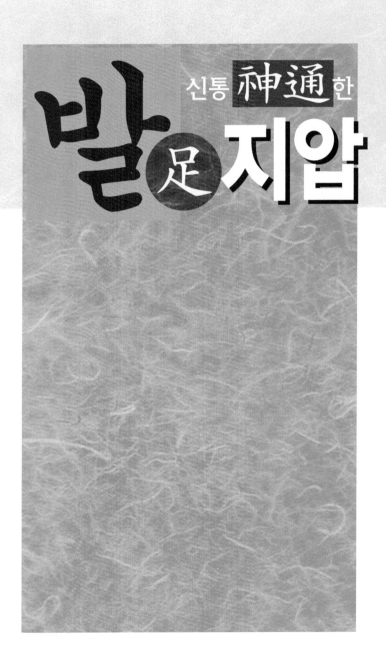

신통 神通 한

발 足 지압

차 례

발 지압의 특징과 방법

발 지압의 특징과 방법

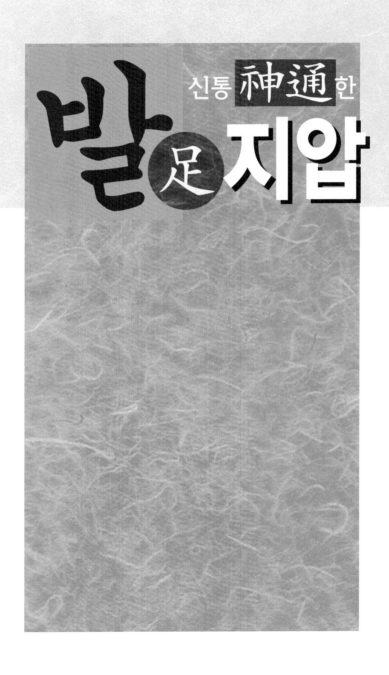

신통 神通한

발足지압

발 지압의 유래와 역사

발 지압은 오랜 경험을 통한 자연요법이며, 전통의학에 속한다. 동양의학의 역사를 살펴보면 춘추전국시대(B.C 403~221년) 중국 최고의 의학문헌인 「황제내경」 소녀편에 "관지법(觀趾法)"이 수록되어 있다. "관지법"이란 일종의 혈도를 자극하는 지압으로 인체 내의 조직, 기관 등에 각각 일치하는 어떤 상응하는 지점, 또는 반사점이 손과 발에 분포해 있다는 원리에 기초한 것으로 침술요법과 거의 같은 시기에 발생하였다고 본다.

서양에서도 기원전 2330년경 고대 이집트의 벽화에서 발을 자극시키는 것을 볼 수 있듯이 발 지압이 사용되었다는 것을 알 수 있다.

발바닥 자극방법과 효능

잠자리에 들기 전에 실행하면 하반신의 무거움과 통증이 해소되어 하루의 피로를 깨끗이 씻을 수가 있다. 매일 계속하면 굳은 발바닥근육이 점점 부드러워진다.

발가락 뒤로 젖히기

왼쪽 발을 모델로 설명하자면, 오른쪽 넓적다리 위에 왼쪽 발을 올려 왼손 엄지손가락으로 발바닥을 누르고 나머지 네 손가락으로는 발등을 잡는다. 그런 후 오른손 손바닥을 발가락에 대고 손가락 배와 발가락 배가 맞닿게 한다. 이렇게 해서 힘껏 밀면 뒤로 젖혀지는데 한쪽 발에 1분정도가 적당하다.

발목을 둥글게 돌리기

왼쪽 발을 모델로 설명하자면, 왼발을 오른쪽 넓적다리 위로 올리고 왼손으로 왼쪽 발목을 고정시킨다. 오른손으로 왼쪽 발가락 뿌리부분을 잡고 발목 관절을 회전시키면 되는데, 한쪽 발에 1분정도가 적당하다.

손가락으로 지압

발바닥 좌우의 양 옆에서 발등에 걸쳐 각각 양손의 엄지손가락을 뺀 네 손가락을 대고, 양손의 엄지손가락 두 개로 발바닥을 지압하면 된다. 발바닥 전체에 힘 (피로하지 않을 정도)을 주면 된다.

주먹으로 타격

주먹을 쥐고 발바닥 전체를 두드린다. 많이 걸어 피로할 때 기분이 좋아진다. 자극방법은 오랜 시간 강하게 두드리지 말고 한쪽 발을 2분정도 두드리면 된다. 이때 주먹이 아니더라도 관계없다.

간단한 발마사지 법

1. 준비

손을 비벼 따뜻하게 만들고 발등이나 발바닥에 가볍게 댄다. 그리고 상대도 나도 깊이 호흡을 가라앉힌다. 내손으로 무한한 사랑을 보낸다.

2. 다리 근육 늘림

손바닥으로 뒤꿈치 쪽 발목을 잡고내 앞으로 당긴다. 골반 밑 다리 전체의 긴장을 풀어준다.

3. 발목 돌림

손바닥으로 발목을 잡고 다리를 들어 발목을 좌우로 돌려준다. 흔들어 주기도 한다.

4. 발목과 발 들어 줌

두 손바닥으로 양 복사뼈를 잡고발목을 비비듯이 하여 흔들어 준다. 발가락 쪽으로 손을 옮기면서 한다.

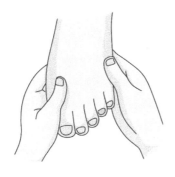

5. 발가락 돌림

손가락으로 발가락 뿌리에서 끝까지 잡고발가락 뼈 전체를 돌려주듯이 왼쪽으로 돌렸다가 오른쪽으로 바꾸어 가며 천천히 돌려준다. 한손으로는 발등을 잡아준다.

6. 발가락 늘림

　발가락 근육 늘림발가락을 부드러우면서도 강하게 당긴다. 시원한 통증이 느껴진다. 한손으로는 발등을 잡아 받쳐준다.

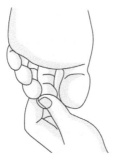

7. 호흡기관 압점 누름

　주먹을 쥐고 손가락등(마디)으로발바닥의 앞쪽 호흡기관 분포지역을 밀어준다. 다른손은 발등을 받치면서 발 양쪽을 짜듯이 눌러준다.

8. 발바닥 전체 누름

발바닥 전체 누름주먹을 쥐고 손가락 등(마디)으로위에서 (발가락쪽) 아래로 눌러준다. 밀면서 깍아 내린다. 다른 한손은 발등을 지지한다.

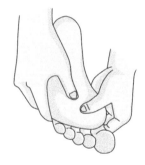

9. 발바닥 펴줌

두 손의 엄지손가락으로 발 뒤꿈치에서 부터 위쪽으로 V자형을 그리면서 눌러준다.

10. 척추 압점 비틀기

두 손으로 발 안쪽을 잡는다. 엄지는 발바닥 나머지 여덟 손가락은 발등을 잡는다. 척추 반사점을 따라 옮겨가며 골고루 풀어준다.

청죽밟기

청죽밟기는 발바닥에 있는 경혈과 등뼈의 이상이 발
바닥 안쪽에 나타나는 '반사 지역'의 원리를 합친 것
이라고 할 수 있다. 따라서 청죽밟기를 하면 발바닥의
경혈을 자극하게 되고, 요추의 반사지역이 자극을 받
아 요통이 개선되는 것이다. 청죽을 밟을 때에 자극되
는 장심 부분에는 용천과 족심이라는 경혈이 있다. 용
천은 노화를 방지하는 경혈이며, 그 이름 그대로 샘이
솟듯이 전신에 활력이 넘치고 원기가 나오는 곳이다.
또 족심도 마찬가지의 효과를 가진 경혈이다. 청죽은
보통 지름 5~6㎝, 길이 30~40㎝ 정도인 대나무를
한가운데를 반으로 쪼개 사용하는데 요령은 사타구니
의 근육을 써서 청죽을 천천히 밟아야 한다는 것이다.
즉 밟는 발의 안쪽에 충실하게 압력이 가해지도록 한
발 한발 분명하게 밟아야 한다. 이런 청죽밟기는 1회에
2~5분, 하루 2회 정도 계속해주면 효과적이다. 특히
목욕 직후가 좋다.

발은 우리 몸에 어떤 역할을 하고 있는가?

　인간이 뭐니뭐니해도 다른 동물과 비교해 두드러진 것은 완전한 두다리 직립보행을 할 수 있다는 것에 있다. 직립하고 두다리로 보행하게 되면서부터 인간의 역사는 시작되었다고 말해도 좋을 것이다.

　서서 걷기위해 인류의 골격근은 현저하게 발달했다. 중력에 대항해 두다리로 서는 자세를 유지하기 위해서 골격근(수의운동을 한다) 안에 상성근(항중력근)이 발달하고, 걷거나 달리기 위해서는 긴장근(운동근)이 일하고 있다. 같은 발 안에 이 이질적인 정(상성근)과 동(긴장근)은 전자를 척수로 후자를 대뇌로 컨트롤 시켜 복잡하게 서로 도우면서 협조관계를 유지하고 있다.

　이태리의 위대한 천재 레오나르드 다빈치는 인간의 발을 「최고의 예술작품이다」라고 칭했다. 그것은 발에는 몸 전체의 1/4 다시 말해 52개의 뼈가 있고 그리고 그 일대의 발에 많은 근육과 건과 관절과 인대가 있어 그것이 복잡하게 서로 얽혀 인간의 발을 세상에서도 드문 완성품이라고 하는 것 같다.

　서거나 앉거나 달리거나 뛰어오르거나 발의 근육은 2개의 신경계에 의해 정교하게 움직여 지는데 더욱 중요한 점은 발의 구석구석까지 에너지를 고루 퍼뜨리는 것이다. 또

발은 정확하게는 다리부분과 발목에서 앞부분으로 나뉘며
발바닥 근육과 신경은 생리학적, 신경학적, 해부학적으로
척추에서 뇌로 통하는 가장 중요한 부분이다.

발이 몸에 미치는 영향은 어떤 것인가?

우리들이 걷는 모습부터 보자. 우리들은 우선 발뒤꿈치를 붙이고 체중은 새끼발가락 쪽으로 이동해서 발가락부분 특히 엄지발가락부분으로 지면을 차는데 이 동작을 도와주는 것이 다름 아닌 발바닥의 장심(손바닥이나 발바닥의 한복판)이다. 그것이 쿠션이 되어 스프링이 자연스럽게 전 체중을 지탱한 채로 보행할 수 있는 것이다. 관련이 있는 조사를 해보도록 하자. 체중 60kg인 사람이 한걸음 걷는 데에 체중의 25%의 힘이 들며, 그 사람은 85kg의 몸을 지탱하게 된다. 그리고 인간은 그 생애를 통해서 약 2천만 톤의 부담을 발에 가하고 있다고 한다. 이 훌륭한 발은 아름다운 발바닥 장심, 말하자면 훌륭한 발바닥이 있어야 비로소 가능한 것이다.

그러나 발바닥 장심은 태어났을 때부터 인간에게 있는 것은 아니고 성장하면서 형성되는 것이다. 그런데 최근에는 운동부족과 구두문화의 발달로 인해서인지 이 발바닥 장심의 형성이 늦어져 마당발이 된 아이들이 눈에 띄어 중요한 문제가 되고 있다. 전 체중을 지탱하고 육체의 보행을 행하며 쿠션의 역할도 하는 발바닥이 몸의 여러 가지 기관이나 장기와 밀접하게 관계하고 있다는 것은 말할 필요도 없다. 발바닥에서 몸의 여러 가지 표상(증상)을 읽어

낼 수 있고, 그곳을 자극해 줌으로 건강을 회복시킬 수도 있으며 예를 들면 척수신경의 가지가 전부 발바닥을 지배하고 있기 때문에 최근 많은 추간판 헤르니아 등의 진단도 할 수 있다.

건강하려면 맨발이 좋다.

옛날부터 「발의 쇠약은 만병의 근원」이라고도 「노화는 발에서」라고도 말했다. 네발동물에서 사람이 된 우리들은 오랫동안 맨발의 상태로 생활하고 발을 사용해 왔다.

그러나 문명의 발달은 답답한 신발로 발을 죄게 되었다.

현대인이 발의 건강을 생각할 때 가장 좋은 방법은 우선 맨발이 되는 것이다. 그렇게 발바닥을 직접 자극하는 것에 의해 근육의 생리적인 작용이 높아지며, 그 반사적인 영향이 전신에 미쳐 보다 건강하게 되는 것이다.

또, 맨발이 되는 가장 큰 이유는 대지와 직접 닿으면서 알게 되는 대지와의 연결은 심리적인 회복과 육성을 느끼게 한다.

동시에 발걸음에 대한 깊은 주의력과 신발에 의한 발의 압박으로부터의 해방이다. 발에 무좀이 생기는 것을 방지하고 발가락의 이상을 정상화하는 것이다.

이렇게 보면 발의 복권이라는 것은 맨발이 된다. 될 수 있는 한 일상 속에서는 발을 해방시켜 주고 맨발에 가까운 상태를 유지해 줄 필요가 있다.

마당발은 왜 몸에 좋지 않은가?

엄밀히 말하면 발바닥의 장심이 없기 때문에 마당발이라고 결정할 수는 없지만 어디까지나 의학상의 문제라고 생각하는 것이 좋을 것이다. 일반적으로 발바닥의 장심은 발바닥의 세로 방향의 아치와 가로 방향의 아치가 형성되어 있는 것을 가리킨다.

보통의 상태에서는 이 장심의 형성은 3세에서 4세에 8할 가까이 생긴다고 한다. 그런데 최근의 경향은 어린이의 장심의 형성이 늦어져서 고학년이 되어서도 장심의 형성을 볼 수 없이 많아지고 있다.

발바닥의 장심에는 체중의 지탱, 보행시의 스프링과 지레의 역할을 하는 충격 동작, 날거나 뛰어오를 때에 발밑에 가해지는 충격을 마무리하는 쿠션의 역할이 있으며 두 다리로 직립보행 하는 인간의 기본적인 역할이 주어지고 있다. 이 중요한 역할을 수행하는 장심의 형성이 늦어져 마당발이 되면 쉽게 피로하며 오래 걷는 것이 어려우며, 전체로서 집중력이 떨어지며 끈기가 없는 원인도 된다. 이 원인은 도시화 현상에 있어 운동부족에서 오는 것이 아닐까 하고 다 방면에서 추측, 조사되고 점차로 명확히 확증되고 있다.

마당발이 증가되고 있는 원인의 하나는 항상 구두를 신

고, 포장된 도로나 딱딱한 마루를 걷는 일이라고 지적되고 있다. 될 수 있는 한 발을 사용하고 될 수 있으면 발을 구두에서 해방시켜 주고 맨발이 되어 발바닥의 근육을 운동시키는 일이 마당발의 예방과 치료에 가장 권할 수 있는 방법이다.

건강한 발은 어떤 것인가?

인간은 평균 하루에 걷는 거리는 약 6.5km 정도라고 한다. 이것을 보행수로 다시 고치면 대체로 7천 5백보가 된다. 더욱이 이것을 생애로 계산해 보면 지구를 4번 도는 거리, 약 19만km를 걷게 된다. 이 같은 천문학적 숫자에 가까운 거리를 생애를 통해서 걷기 위해서는 우선 발이 건강한 발육을 하고 몸이 건강한 상태로 유지되어야만 한다. 이것에서도 일상생활에 있어 발의 건강관리가 얼마나 중요한 것인가를 알 수 있을 것이다. 그러려면 우선 발바닥이 항상 이상적으로 부드럽고 탄력성이 풍부하며 장심이 깨끗한 아치를 그리고 있고 지방이 적은 「지방이 잘 타고 있다」 상태인 것이라고 한다.

발바닥의 촬영을 하는데 발명된 비트스코프라는 기계가 있다. 이것을 사용해 장수자들을 촬영한바 전원에게 훌륭한 장심이 있었다는 것이 보고되었다. 산 또는 산촌에서의 생활은 보통 어릴 때부터 자신의 발로 어느 곳이나 걸으며, 일을 하는 생활이 훌륭한 발바닥을 만들고 장수를 가져오는 것이라고 한다.

그리고 초등학교 이상의 아이들도 훌륭한 발바닥을 비트스코프로 찍어냈다는 것이다. 또 발바닥에서 중요한 것은 발가락과 발뒤꿈치가 확실히 구분되는 것이다. 예쁜 아치가 있고 대지를 힘껏 밟는 확실한 발꿈치와 발가락이 있는 것이 이상적인 발바닥이다.

발 지압의 급소는 무엇인가?

급소라는 것은 침이나 뜸, 지압 등으로 자극하는 장소이다. 이 급소를 자극하면 위나 장의 역할을 좋게 하기도 하고 신경통 등의 통증이 가라앉기도 한다.

어째서 급소를 자극하면 몸의 상태를 조절할 수 있는 걸까. 그것은 몸의 안과 밖의 연락구가 되며 몸의 안쪽에서 여러 가지 정보를 받아 그 정보를 몸의 바깥에서 읽어낼 수 있는 장소라고 할 수 있다. 예를 들면 식욕이 없어지면 위의 피로를 우선은 의심해야 하는데 그때 발의 삼리라는 급소와 그 외 위와 관계있는 급소를 누르면 평소보다 통증이 덜해짐을 느끼게 된다. 이와 같이 반응이 있는 급소를 누르면 평소보다 통증이 덜해짐을 느끼게 된다. 이와 같이 반응이 있는 급소를 적당히 지압하거나 침과 뜸으로 자극을 주면 위로 신호가 보내져 식용이 나게 된다.

발바닥에는 전신기관과 밀접한 관계가 있는 급소가 집중되어 있는데 이것은 모두 동양의학에서 말하는 6개의 경락 위에 존재하고 있다.

경락이라는 것은 인체활동의 에너지인 기혈이 통하는 길로 전신을 상하로 도는 1개의 길인데 이것을 12로 나누어 각기 이름을 붙이는데 발의 경락은 ①양명위경 ②태음비

경 ③태양방광경 ④소음신경 ⑤소양담경 ⑥궐음간경의 6
개이다.

음과 양의 구별은 음경은 주로 복부와 수족의 안쪽을 통
하며 양경은 등부와 수족의 바깥부분을 통하고 있다는 것
을 나타내고 있다.

발바닥과 같이 협소한 부분에 이 정도의 경락이 달리고
있기 때문에 발바닥의 어딘가를 자극하면 어딘가 급소가
닿아 몸 전체의 상태가 자연스럽게 조절될 수 있다.

또 발의 급소로서 가장 중요한 것은 「용천」이라 부르는
것이 있다. 피로를 없애고 정력을 높이는 급소로서 유명하
다.

발 지압 요법의 요령과 포인트

급소요법을 잘 행하기 위해서는 우선 급소를 정확히 찾아내야 한다. 급소가 깊은 사람은 제3장에 쓰여 있지만 그림도 함께 보면서 찾아낸다. 근본인 목표를 찾으면 손가락으로 눌러본다. 급소라는 것은 작은 점으로 항상 같은 장소에 있다고 정해져 있는 것은 아니고 다소 장소가 빗나가도 눌러 통증이 있다든가 당기거나 부어 있어 다른 데와는 다른 반응이 나타나는 곳을 말한다. 그리고 급소를 자극해서 몸의 상태가 좋아지는 곳이 진짜 급소이다. 때문에 우선 급소의 위치가 가늠되면 손가락으로 세게 눌러본다. 울리는 것 같이 아픈 곳이 있으면 그곳에 표시를 해 둔다. 표시를 했으면 다시 손가락으로 꼭 누르고 다시 한 번 통증이 오는 것을 확인한다. 이와 같이 반응이 있는 급소에 자극을 주는데 이 반응이 너무 강해서 조금만 눌러도 아파서 이 이상 강하게 눌러서는 안되는 경우도 있는데 이 같은 때에는 무리해서 누르지 않아도 된다.

급소요법은 작은 점으로서의 급소에 자극을 주는 것이며 자극할 때에는 될 수 있는 한 표시를 한 곳만 해준다. 급소를 자극하는 것과 그 부근 전체를 문지르는 것과는 다르다.

가정에서 간단히 할 수 있는 급소자극 방법에는 이쑤시개침은 이쑤시개로 급소를 누르거나 두드리거나 해서 사용하는데 강한 자극은 뾰족한 끝으로, 부드러운 자극은 둥근 머리 부분으로 한다. 또, 5개~10개의 이쑤시개를 묶어서 고무 밴드로 고정시켜 그것으로 두드리는 방법도 있다. 증상별로는 제3장 본문 속에 사용방법이 쓰여 있으므로 필요에 따라 사용해 본다.

간단히 담배를 사용해서 온뜸을 한다.

뜸은 약쑥을 묵혀서 급소에 연소시키는 방법으로 최근에는 할 수 있는 사람이 적은데 대신에 여러 가지 온뜸을 약국 등에서 팔고 있다. 작은 종이봉투 속에 약쑥이 들어 있어 이것을 급소 위에 놓고 성냥으로 불을 붙인다. 상품에 따라서는 마지막까지 태워도 열이 계속되어 기분이 좋은 따뜻함이 남는 것도 있지만 타는 도중에 너무 뜨거워지는 경우도 있다. 이와 같은 때는 빨리 온뜸을 비켜 놓거나 치워버린다. 너무 뜨거워지면 화상을 입기 때문이다.

온뜸의 방법으로는 가장 단순한 것이 담배를 사용한 온뜸이다. 담뱃불을 급소에 1㎝ 정도까지 가까이 댄다. 처음에는 따뜻해져 기분이 좋지만 잠시 있으면 화끈해지며 아픈 듯한 뜨거움을 느낀다. 이 뜨거움을 느끼고 물리치기까지를 1번이라 치고 이것을 계속 반복한다. 담배연기는 건강에 좋지 않으며 담배를 피우지 않는 사람은 약국이나 의료기구상사에서 팔고 있는 가게에서 약쑥을 막대모양으로 만든 막대뜸을 구입해서 한다. 사용법은 담배와 같다.

지압이나 청죽밟기는 급소를 누르는 자극법이다. 급소를 누를 때에는 처음부터 강하게 누르지 말고 조금씩 강하게 눌러 주도록 한다.

발은 제2의 몸!

동양의학에서는 생명의 에너지인 기와 혈이 몸 안의 과부족 없이 흐르는 상태가 건강한 몸을 유지하는 것이라고 생각한다. 이 기가 흐르는 코스를 경락이라고 부른다. 이 경락이 기의 흐름이나 혈의 흐름 어딘가에서 정지되어 버리거나 기나 혈이 부족하게 되면 병이 되는 것이다.

급소는 이 경락의 흐름속에 있으며 몸의 상태가 좋지 않으면 반응이 나오는 곳이다. 급소는 기의 출입구라고 할 수 있으며 기가 부족해서 병에 걸렸을 때에는 이곳에 기를 불어 넣어 치료하는 것이다.

발바닥에는 많은 경락이 있으며, 이 경락의 말단에 급소가 있다. 예를 들면 발바닥에 있는 용천이라는 급소는 신경이라는 경락의 급소이다. 신경은 이 용천에서 시작되어 신장과 생식기, 방광, 간장, 폐, 목구멍을 거쳐 간다. 이로 인해 신장은 비뇨기질환, 생식기질환, 유종, 호흡기질환, 간질환 등의 치료에 사용되는 경락이다. 또, 발바닥에서는 내장을 비롯하여 모든 부분의 반응이 나타나는 것을 알 수 있다.

예를 들면 간장이 피로해 몸의 상태가 좋지 않으면 오른발, 장심의 발가락 끝, 요컨대 바깥쪽과 가까운 곳이 딱딱하게 부어오른다. 또 위의 상태가 좋지 않으면 장심의 제1 발가락에 의지한 주변이 나른해지며 부어서 누르면 아파 진다.

발바닥에 몸의 모든 부분의 반응이 나타난다.

이와같이 발바닥은 몸의 반응이 금방 나타나는 곳이다. 그렇기 때문에 발바닥을 적당히 자극하면 내장이나 뇌의 움직임이 활발해지고 혈행도 좋아져 기분이 좋아진다.

발바닥을 잘 누르려면 우선 반응이 있는 곳을 찾아내어 손의 엄지손가락을 댄다. 손가락끝을 「①」자를 그리듯이 하면서 천천히 눌러준다. 처음부터 강하게 누르지 말고 조금씩 강하게 누른다. 처음부터 강하게 누르면 아프기만 할 뿐 별 효과가 없다. 한쪽손으로는 힘이 들어가지 않을 때에는 양손의 엄지손가락으로 눌러 준다. 장심의 주변은 지압이 좋기 때문에 발가락도 중요한 장소로 자주 치료에 사용된다. 발가락은 뼈가 가늘어서 붓거나 딱딱하게 되기도 하는데 문지를 때에는 절대로 처음부터 강하게 구부려서는 안된다. 강하게 문지르면 오히려 부상을 입게 된다.

발가락을 문지르려면 우선 발톱을 집듯이 겉과 안을 붙잡고 가볍게 문지른다. 움직여 조금씩 주물러 풀어준다. 발가락이 풀어지면 상,하로 구부리거나 발가락을 잡아당기기도 한다.

발가락을 두드리는 것도 대단히 기분좋은 자극이다. 맥주병을 이용해서 두드리는데 이것도 너무 강하게 해서는 안된다.

천천히 리드미컬하게 두드리면 더욱 좋은 효과가 있다. 발바닥은 걸을 때에는 항상 자극을 받아 몸 전체에 자극을 보내는 것이다. 몸은 여기에서 오는 자극을 기다리기 때문에 귀찮아 하지 말고 눌러준다.

매일 이 급소법을 끈기있게 계속하면 몸속의 기와 혈의 흐름이 쾌적한 순환을 반복해서 건강증진에 도움을 준다. 더구나 「어, 이상하네」「이상한데」라는 몸의 이상이 예고 없이 찾아오는 수가 있다. 특별히 어디라고 말할 질환이 없는 경우라도 경락의 기본적인 구조를 이해해서 습관적으로 이 「누른다, 문지른다, 두드린다」를 실행한다면 반드시 기분좋은 일상생활을 보낼 수 있을 것이다. 발바닥은 몸의 생명기능을 총괄하는 역할을 하고 있기 때문에 처음에는 반신반의로 급소요법과 씨름하는 사람이라도 해보는 사이에 증상이 호전되고 생기발랄해지기 때문에 점점 열심히 하는 사람들이 늘고 있다.

증상별로 치료하는 효과빠른 발지압

신통 神通 한

발 足 지압

어깨 결림을 치료하는 발 지압

**발가락 부분은 어깨와 관계가 깊은 곳.
제1발가락 관절은 특히 중요한 부위**

 발가락 부근의 관절은 모두 어깨와 관계 깊은 곳이다. 특히 제1발가락 관절부근은 목에서 어깨에 이르는 중요한 부위이다. 따라서 이 발가락과 나머지 발가락 부근의 관절도 문질러 풀어주면 어깨 결림이 해소된다.
 자극방법은 우선 제1발가락 발톱부위를 손가락으로 잡고 가볍게 제1발가락을 회전시키듯이 움직인다. 처음에는 작게 점차로 크게 움직이도록 한다. 서둘지 말고

발 지압 방법

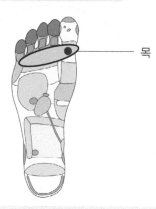

목

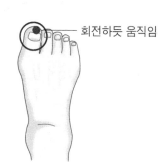

회전하듯 움직임

천천히 무리하지 않도록 해 준다. 같은 요령으로 다른 발가락을 위로 구부려 오랫동안 발밑을 쭉 펴게 한다.

 이 방법을 한번에 5분정도 걸쳐 천천히 행하면 어깨 결림이 없어지고 몸 전체가 가벼워진다. 젊을 때부터 어깨 결림이 계속되거나 일 때문에 어깨 결림이 잘 걸리는 사람 등은 하루 한다고 어깨 결림이 없어지지 않는다. 매일 아침, 저녁 습관적으로 이것을 행하면 반드시 어깨 결림에서 해방될 수 있다. 밤에는 목욕탕 안에서 이것을 행하면 어깨 결림이 없어질 뿐 아니라 발의 혈도 좋아지고 발도 따뜻해져 하루의 피로가 빨리 가시며 푹 잘 수 있게 될 것이다.

피로한 눈을 치료하는 발 지압

간경, 위경, 담경, 방광경 급소를 자극한다. 간경의 대돈
은 눈의 피로에 중요한 급소

 눈은 간장의 기관이며 간장에 소속된 기관
 피로한 눈을 치료하기 위해서는 간경, 위경, 담경, 방
광경의 급소를 자극한다. 눈은 간의 기관이라 할 수 있
으며 눈은 간장에 소속된 기관이라는 것에서 알 수 있듯
이 간경의 대돈은 눈의 피로에 대단히 중요한 급소이다.
발의 제2발가락 발톱언저리의 바깥쪽에 있는 여탈을 자

발 지압 방법

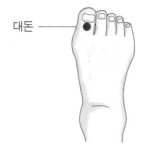

대돈

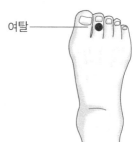

여탈

극해서 위장의 기능을 조절하며 눈의 피로와 눈곱을 치료할 수 있다. 자극은 이쑤시개로 좀 강하게 찌른다.

담경은 눈의 바깥쪽, 방광경은 눈의 안쪽을 통하는 경락으로 각기 눈의 조절기능인 피로와 그것에 동반하는 두통, 어깨 결림에 관계하는 경락이다. 담경은 제4발가락 발톱언저리의 바깥쪽에 있는 규음, 방광경은 제5발가락 발톱언저리의 바깥쪽에 있는 지음을 각각 자극한다. 규음과 지음에는 이쑤시개로 가볍게 두드리듯이 자극한다.

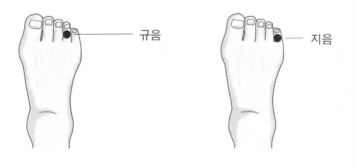

규음

지음

두통을 치료하는 발 지압

근수축성 두통을 치료하기 위해선 여탈이라는 급소를 자극하고, 편두통을 치료하려면 규음이라는 급소를 자극한다.

근수축성 두통과 편두통의 치료방법
앞머리에서 관자놀이에 걸쳐 아픈 근수축성 두통을 치료하려면 발의 제1발가락 안쪽과 제2발가락의 발톱언저리 바깥쪽에 있는 여탈이라는 급소를 자극한다. 우선 이쑤시개를 5개 정도 다발로 해서 고무 밴드로 묶어 그

발 지압 방법

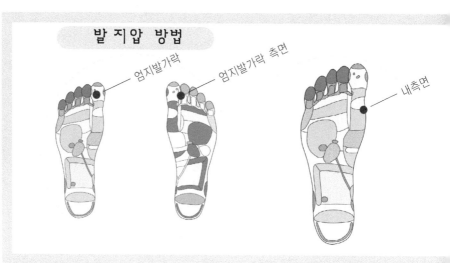

엄지발가락

엄지발가락 측면

내측면

것으로 제1발가락의 발가락 안쪽을 가볍게 20번 정도 두드린다. 다음에 제2발가락의 여탈에도 20번 가볍게 두드린다.

머리 옆 좌우 어느 쪽인가가 아픈 편두통을 치료하려면 발의 제1발가락의 측면, 제2발가락 쪽과 제4발가락의 발톱언저리의 바깥쪽에 있는 규음이라는 급소이다. 우선 아픈 쪽의 제1발가락의 측면에 이쑤시개를 5개 다발로 한 것으로 20번 가볍게 두드린다. 다음에 제4발가락의 규음에 강하게 20번 두드린다. 후두신경통을 치료하려면 발의 제1발가락 부근의 안쪽 면과 제5발가락의 발톱언저리에 있는 지음에 자극을 준다.

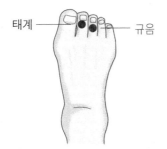

태계 ———   ——— 규음

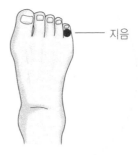

——— 지음

변비을 치료하는 발 지압

은백, 여탈, 장심, 발꿈치의 뒤 아랫부분을 자극한다. 엄지손가락으로 장심을 문질러 풀고 청죽 밟기 등을 한다.

장심에 자극이 적으면 만성변비가 된다.
변비를 치료하려면 발의 제1발가락의 발톱언저리의 안쪽에 있는 은백 제2발가락의 발톱언저리의 바깥쪽에 있는 여탈과 장심, 발꿈치 뒤 아랫면에 각각 자극을 준다. 우선 제1발가락과 제2발가락을 각각 잘 문질러 풀어준다. 손가락으로 잡고 돌리듯이 한다. 다음에 은백

발 지압 방법

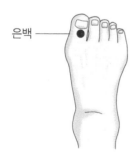

은백

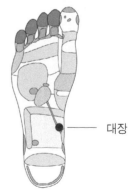

대장

과 여탈에 이쑤시개로 가볍게 두드리듯이 자극한다. 이
자극에 의해 위장의 움직임을 활발히 해서 변비를 낫게
한다. 장심은 대장과 관계가 깊은 곳으로 여기에 자극
이 적으면 변비에 걸리기 쉽다. 장심을 자극하려면 자
주 걷는 것에 신경을 쓰는 일과 아침 눈을 뜰 때 이불
속에서 엄지손가락으로 장심을 문질러 풀어주거나 청
죽 밟기 등을 한다. 발꿈치 아랫면은 항문에 관계하는
부위로 이곳을 자극함으로 변의를 촉진시킬 수 있다.
자극방법은 발꿈치 걷기이다.

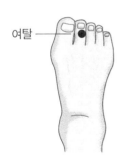

여탈

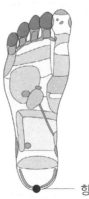

항문

뇌출혈을 치료하는 발 지압

예고없이 갑자기 일어난다. 비만은 큰 적, 원인은 고혈압을 동반한 뇌동맥경화, 평상시에 족심을 자극하면 좋다.

변비를 없애고 말단혈행을 좋게하며 피로를 치료한다. 뇌출혈을 예방하는 급소는 족심과 제1발가락 바닥의뇌반응점이다. 족심은 장심 중앙에 있는 급소로 말단혈행을 좋게하는 급소이다.

혈행이 좋아지면 몸의 피로나 정신적 피로도 없어진

발 지압 방법

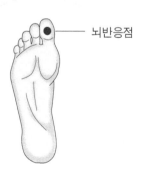

뇌반응점

다. 고혈압과 과로 등으로 뇌졸중의 가능성이 있는 사람은 평상시에 족심을 자주 자극해야 한다. 제1발가락 바닥은 뇌반응이 나타나는 곳으로 알려져 이곳이 거칠게 뛰는 피가 느껴지면 뇌의 혈관 어딘가에 거친 피의 흐름이 일어나고 있는 것이다.

입욕후에 이 제1발가락을 잘 문질러 준다. 손가락으로 전체를 천천히 주물러 조금 풀어주고 나서 마지막으로 뜨거운 물과 찬물을 번갈아 끼얹는다. 그리고 물을 담고 끝낸다.

뇌졸중은 바빠서 과로가 계속되어도 몸을 쉬게 할 수 없을 때에 일어나기 쉬우므로 아무쪼록 주의한다.

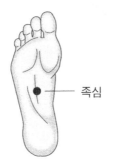

족심

고혈압을 치료하는 발 지압

몸의 말단인 미세혈관의 혈행을 좋게하는 것이 제일 중
요. 용천, 지음을 끈기있게 자극해서 혈압을 내린다.

 단념하지 말고 끈기 있게 용천과 지음을 자극한다.
 고혈압을 치료하는 급소는 신경의 용천과 방광경의 지
음이다. 신경은 방광경과 함께 배설에 관계하며 혈압을
안정시키는 경락이다. 용천은 발바닥의 발가락 끝으로
발가락을 구부려 생기는 주름 중앙의 움푹 들어간 지점
인데 이곳은 장심보다 앞에 위치하고 있다.

발 지압 방법

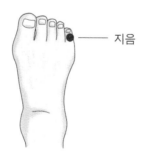

지음

용천을 자극하는 방법은 여러 가지가 있는데 혈압이
아주 높은 사람은 우선 손가락으로 문질러 풀어주는 것
부터 시작한다. 고혈압은 차차 발병하기 때문에 끈기
있게 용천을 문지른다. 청죽밟기도 대단히 좋은데 갑자
기 많이 하면 자극이 너무 강하니까 조금씩 늘려가도록
한다. 발과 허리의 근육도 사용하기 때문에 더욱 혈압
이 내려간다. 지음은 제5발가락 발톱언저리의 바깥쪽
에 있다. 몸의 가장 말단이라고 할 수 있는 장소로 손가
락으로 잘 문질러 풀어준다. 용천과 지음을 자극하면
말단의 혈액순환이 좋아지며 혈압도 차차로 내려가 안
정된다.

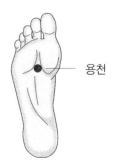

용천

저혈압을 치료하는 발 지압

모세혈관의 수축력을 강하게 한다. 저혈압을 치료하는
급소는 족심과 발의 삼리. 입욕후에 맥주병으로 천천히
두드린다.

 기후의 변화, 과로, 정신적 스트레스에 영향을 받기
쉬운 저혈압 환자
 저혈압을 치료하는 급소는 족심과 발의 삼리이다. 족
심은 장심의 중앙에 있다. 족심의 자극은 맥주병으로
두드린다. 밤에 목욕탕에 들어간 후 천천히 50번 정도

발 지 압 방 법

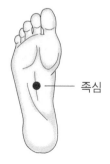

족심

두드린다. 발의 삼리는 무릎 아랫부분 정강이뼈를 밑에서 손가락으로 밀어 올려 뼈의 울퉁불퉁한 곳에서 멈춘다. 정강이뼈에서 엄지손가락 폭 정도 바깥쪽인 지점이다. 발의 삼리에 온뜸을 한다. 담뱃불을 가까이 대고 뜨거워지면 떼는 방법으로 10번 반복한다.

 발의 삼리의 온뜸은 발과 허리를 강하게 하며 위장도 튼튼하게 한다. 족심의 발의 삼리에 매일 자극을 가하면 저혈압에 의한 불쾌한 증상에서 해방되어 아침의 기상이 쾌적하게 된다.

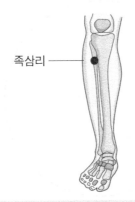

족삼리

설사를 치료하는 발 지압

이내정에 뜸을 뜬다. 약쑥을 잘게 뜯는 것이나 통에 약쑥이 들어있는 온뜸질이나 어느 쪽이나 좋다.

될 수 있으면 탈것에 의지하지 말고 튼튼하게 걷는다. 설사를 치료하려면 이내정에 뜸을 뜬다. 이내정은 제2 발가락 안쪽의 구석에 표시를 하고 그 발가락을 구부려 발밑에 구석이 붙는 곳이다. 좌우의 이내정에 뜸을 뜨는데 뜸은 약쑥을 잘게 뜯은 것이나 작은 원통형에 약쑥이 든 온뜸이나 어느 쪽이라도 좋다. 뜸을 뜨면 뜨겁

발 지압 방법

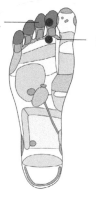

표시하고 구부린다.

이내정

게 느껴지지 않을 때도 있다.

뜸은 뜨겁게 느껴질 때가지 뜬다. 좌우의 뜨거움의 느낌이 다른데 각기 뜨겁게 느껴질 때까지 뜬다.

자주 설사하는 사람은 장심을 자극한다. 장심은 대장과 대단히 관계가 깊은 부위로 마당발은 이곳이 이완되어 힘이 없는 사람을 말한다. 마당발인 사람은 발의 쿠션의 움직임이 없기 때문에 오래 달리거나 걸을 수 없으므로 위장에 자극이 적어 설사하기 쉽다.

체질을 개선하려면 조급해 하지 말고 몸의 상태에 맞춰 조금씩 양을 늘리면서 오래 걷는다거나 대나무 밟기를 계속하도록 하면 좋다.

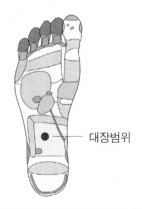

대장범위

요통을 치료하는 발 지압

허리가 삐끗하여 아프고 움직일 수 없는 허리병은 허리에 갑자기 힘이 가해졌을 때에 발작적으로 일어난다. 치료하는 급소는 신맥과 임읍에 온뜸을 뜨고 문질러 푼다.

요통에는 발과 허리 근육이 딱딱해 지는 것이 금물 삐끗허리를 치료하는 급소는 신맥과 임읍이다. 신맥은 발의 바깥쪽 복사뼈 바로 아래 지점으로 손가락으로 더듬으면 근육이 있어 누르면 아픈 곳이다. 임읍은 발등의 새끼발가락 부근으로 제4발가락과 제5발가락 부근

발 지압 방법

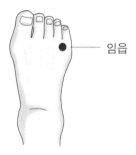

임읍

의 사이를 손가락으로 누르면서 바깥 복사뼈 방향으로
가면 뼈에 부딪혀 누르면 통증이 강해지는 곳이다. 몸
은 옆으로 향한 채로 담배온뜸을 한다. 담뱃불을 가까
이 대고 따끔하게 뜨거워지면 떼는 방법으로 10번 반복
한다. 온뜸이 끝나고 나면 발을 가만히 구부리거나 펴
서 움직이게 한다.

 발가락을 하나씩 주무르듯이 풀어주면 발의 피로도 가
시고, 허리도 튼튼해진다.

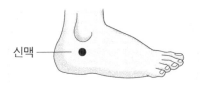

바깥쪽 복사뼈

정력감퇴를 치료하는 발 지압

정력 감퇴에는 신경의 용천. 임포텐츠에는 제1발가락의
맨 끝에 있는 귀두 혈에 온뜸질을 한다.

정력의 "정"은 신장에 모여 있다.

정력 감퇴를 치료하려면 신경의 용천을 자극한다. 신
장은 부모에게서 태어날 때에 이어받은 정을 간직하고
있는 것이다. 그 기능에 따라 생식이나 노화 등과 깊은
관계가 있다. 섹스의 강도를 나타내는 정력의 정은 이
신장에 모여 있는 것이다. 정력을 강하게 하기위해 신

발 지압 방법

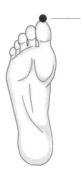

귀두 혈

엄지발가락 맨 앞

경의 용천을 자극해서 신장의 기능을 활발히 하도록 한
다. 사무계의 일을 하고 있는 사람은 걷는 일이 적어 발
바닥에 자극이 적어 신장의 기능이 약해져 있다. 청죽
밟기도 용천을 잘 자극하기 때문에 정력 감퇴일 때에는
대단히 효과가 있다. 임포텐츠를 치료하려면 제1발가락
끝부분에 있는 귀두 혈에 담배온뜸을 뜬다.

 귀두 혈에는 아침, 저녁 담배온뜸을 한다. 불을 가까
이 대고 심한 뜨거움을 느끼면 떼는 방법을 10번 반복
한다.

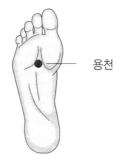

용천

갱년기 장애을 치료하는 발 지압

병원에서의 정밀검사가 필요. 비경의 삼음교, 신경의 태계를 자극하면 장애에 좋은 효과가 있다.

태계는 갱년기 장애에 나타나는 증상을 치료하는 급소 갱년기 장애를 치료하려면 비경의 삼음교, 신경의 태계에 자극을 준다. 삼음교는 부인병의 명혈로 호르몬분비의 변화에 의한 장애에 대단히 좋은 효과가 있는 급소이다. 삼음교는 안쪽 복사뼈의 위, 손가락(엄지손가락을 빼고) 4개의 폭정도 위에서 정강이뼈 뒤 가장자리

발 지압 방법

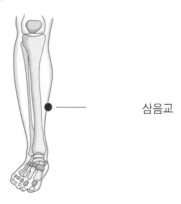

삼음교

에 있다. 삼음교에는 매일 아침, 저녁으로 담배온뜸을 행한다. 담뱃불을 가까이 대고 뜨거워지면 떼는 방법으로 20번 반복해서 행한다.

태계에는 담배온뜸을 아침, 저녁으로 10번 정도 행하면 동계나 빈혈이 치료되며 위장의 기능도 좋아진다.

이외 신경이 시작되는 급소인 용천을 자극하면 더욱 효과가 있다. 용천의 자극은 병을 사용한다. 책상다리를 하고 앉아서 병으로 용천을 천천히 두드려 준다. 대략 20번 정도씩 두드린다. 생리가 없어지는 것과 섹스를 할 수 없는 것과는 전혀 다르다.

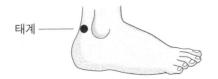

태계

귀울림을 치료하는 발 지압

약한 신장을 보호해 주는 것이 제일 중요. 신장이 건강을 되찾으면 피로가 치료되고 정상적인 역할을 하게 된다.

누르면 생명이 샘솟는 유명한 신경인 용천

우선 제4발가락을 손가락으로 붙잡는다. 그리고 천천히 발가락을 회전하듯이 하면서 풀어준다. 그렇다고 갑자기 강하게 주무르지 않도록 주의한다. 다음에 똑같이 제5발가락도 풀어준다. 이 귀반응점을 자극하고 나서

발 지압 방법

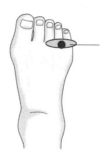

이반응점

용천을 자극한다. 용천은 발바닥의 중앙에서 조금 발가락 끝 가까이에 움푹 패인 곳이다. 용천은 강하게 누르면 대단히 기분좋은 장소이지만 그 외 온뜸으로 따뜻하게 하는 것도 좋다. 귀반응점과 용천에의 자극은 반드시 매일 행한다. 이명이 조금씩 들리지 않게 됨과 함께 발의 형행이 좋아지고 신장의 움직임도 활발해져 소변이 많아지고 발의 부종이나 발의 냉증도 없어진다.

이명이 일어나지 않도록 주의하려면 귀부위와 용천을 자극할 것과 걷거나 달리는 운동을 신경쓰며 과로하지 않도록 하고 충분히 휴식을 취하는 것도 중요하다.

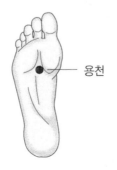

용천

빈혈, 현기증을 치료하는 발 지압

발의 제1발가락에서 제5발가락까지 손으로 발가락을 돌리듯이 하면서 문질러 풀어준다.

간경, 담경, 방광경의 급소를 효과적으로 사용한다.
빈혈을 치료하기 위해선 전신을 돌고 있는 12개의 경락중 간경과 담경, 방광경의 급소를 사용한다. 가장 관계가 깊다고 하는 것이 간경으로 제1발가락의 발톱언저리의 중앙에 있는 대돈은 빈혈에 대단히 좋은 효과가 있는 급소라고 불린다. 머리를 들어 올리거나 일어나려고

발 지압 방법

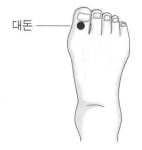

대돈

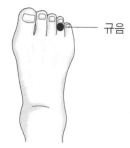

규음

할 때 머리가 회전하는 것처럼 빈혈이 나기 직전에 옆으로 누운 채로 이 대돈에 뜸을 뜬다. 뜸이 없을 때에는 이 쑤시개로 콕콕 찌른다. 발의 제1발가락의 발바닥은 대뇌와 소뇌라는 머리와도 대단히 관계가 깊으며 이 발가락을 문질러 풀어주면 머리안의 혈액순환이 좋아지며 또한 치료효과를 높여준다. 이 제1발가락의 바닥은 엄지손가락으로 문질러 풀어준다. 담경은 귀와 관계가 깊은 경락으로 빈혈, 두통, 어깨결림에 좋은 효과가 있다. 제4발가락 언저리의 안쪽 규음은 이들의 증상을 치료하는데 사용한다. 뜸을 뜨는 것이 좋은데 이쑤시개로 찌르거나 손으로 제4발가락을 문질러 풀어주기도 한다.

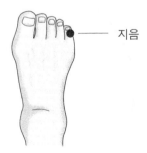

지음

당뇨병을 치료하는 발 지압

비만과 스트레스가 대적. 치료하는 급소는 비경의 은백과 신경의 용천. 이쑤시개 다발이나 청죽밟기도 효과가 있다.

　재빠르게 발바닥을 자극해서 치료한다.
당뇨병을 치료하는 급소는 비경의 은백과 신경의 용천이다. 비경은 발의 은백에서 발 안쪽을 상행하여 복부에 이르는 경락으로 소화기 등의 복부장기와 관계가 깊으며 이들이 원인이 되어 일어나는 몸의 나른함, 정신

발 지압 방법

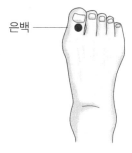

은백

피로 등에 대단히 효과가 있으며 은백이라는 급소는 당
뇨에 효과가 있는 급소이다. 은백은 제1발가락 발톱언
저리에 있다. 은백에의 자극은 이쑤시개 다발로 행한
다. 이쑤시개를 5개 묶어 다발로 만들어 하루에 2번 이
것을 50회 정도 두드린다.

　용천은 발바닥 발가락을 구부려 생기는 「八」모양 중앙
의 움푹 들어간 곳이 급소이다. 당뇨병으로 용천을 자
극할 때에는 청죽밟기가 효과가 있다. 용천이 잘 자극
되도록 청죽밟기를 해 준다. 발과 허리가 약해 쉽게 피
로한 사람은 가구나 벽에 기대어 천천히 하루에 2번 10
분간씩 행한다.

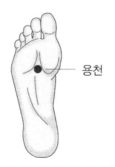

용천

불면증을 치료하는 발 지압

정신 긴장을 풀고 잘 수 있게 하는 급소, 실면을 자극한다. 주먹으로 가볍게 리드미컬하게 두드린다.

정신의 안정과 자율신경의 밸런스를 정상으로 한다.

발바닥에는 실면이라는 급소가 있으며, 이 급소는 정신의 긴장을 없애고 잘 수 있도록 하는 유명한 급소이다. 실면의 자극방법은 주먹으로 가볍게 리드미컬하게 두드리는 것만으로 좋은데 약 100회 정도 두드린다. 서둘지 말고 천천히 두드리는 사이에 몸이 점점 릴랙스

발 지압 방법

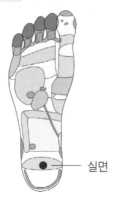

실면

해져서 잘 수 있게 된다.

자율신경의 밸런스 특히 마음을 가라앉게 해서 내장 특히 간장의 역할을 좋게 하며 또 혈액순환을 좋게 하고 잠을 깊이 들게 하기 위해서는 발바닥의 용천이라는 급소를 자극한다. 용천은 누르면 생명이 샘솟는다고 하는 유명한 급소인데 과로에 의한 심신의 피로를 없애주고 발을 따뜻하게 해서 깊이 잠들 수 있게 해주는 급소이다. 용천의 자극은 낮 동안에는 청죽밟기를 한다. 장심보다 조금 발가락 끝 쪽으로 치우친 곳으로 대나무를 밟는다.

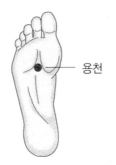

용천

초조함을 없애주는 발 지압

간경의 흐름을 조절하는 것이 가장 중요. 신발을 벗고 앉아서 발의 행간과 발바닥의 신장구를 문질러 풀어준다.

간경에 이상이 있으면 초조해지기 쉽다.

행간은 제1발가락 부근이다. 이 발가락의 갈래인 지점에 엄지손가락을 대고 검지 손가락을 발가락 안에 대고 끼우듯이 하면서 이곳을 문질러 풀어준다. 또한 제1발가락은 간경과 깊은 장소이기 때문에 이것도 발가락을

발 지압 방법

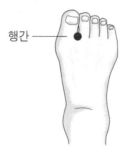

행간

회전하듯이 하면서 문질러 풀어준다.

그 외 급소로서 발바닥의 거의 중앙에 있는 신장구에 자극을 준다.

자극방법은 엄지손가락의 가운데 부분으로 강하게 누르면서 원을 그리듯이 한다. 조금 아플 정도의 강도가 보다 효과적이다. 혈행이 좋아지면 자연히 몸도 풀리고 정신적으로 여유가 생긴다.

초조해서 스스로 뭔가 하고 싶다고 생각했는데 곤란할 때에는 구두를 벗고 조용히 앉아서 심호흡을 하면서 발의 행간과 발바닥의 신장구를 서서히 문질러 풀어주면 머리의 혈이 내려가고 마음이 반드시 가라앉는다.

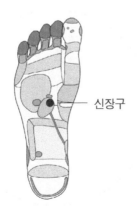

신장구

구역질을 그치게 하는 발 지압

여탈에 담뱃불로 따뜻하게 자극을 주거나 발의 이내정에 뜸을 뜨면 효과가 있다.

구역질을 멈추게 하는 급소는 위경의 종점에 있는 여탈여탈은 제2발가락 발톱언저리의 바깥쪽에 있다. 구토증세가 있을 때에는 이 급소를 누르면 다소 통증을 느낀다. 이 아픈 곳에 이쑤시개의 머리 부분으로 꽉 누르듯이 눌렀다가 떼기를 계속 반복한다. 꽉 눌러서 통증이 없어질 때까지 계속한다. 대개는 수십 회 정도 꽉 누

발 지압 방법

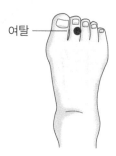

여탈

르면 구역질이 없어진다.

가벼운 정도의 구역질을 동반한 식중독일 때에는 발바닥에 있는 이내정에 뜸을 뜨는데 가정이나 여행지에는 담뱃불을 사용해도 좋다. 담뱃불을 이내정에 뜨거워질 때까지 대고 있다 뜨겁게 느껴지면 불을 멀리한다.구역질을 자주 호소하는 사람은 평상시에는 여탈에 담배로 따뜻하게 자극하거나 제2발가락을 문질러 풀어주면 위장도 튼튼해져 구역질 모르는 건강한 몸이 될 것이다.

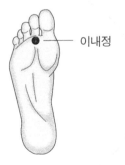

이내정

가슴앓이을 치료하는 발 지압

규음을 자극한다. 이쑤시개의 둥근 부분으로 누르듯이 하면서 10번 정도 반복한다.

 가슴앓이를 치료하는 급소는 발의 삼리와 발바닥의 위구 가슴앓이 경우에는 제4발가락 발톱의 언저리 바깥쪽인 곳에 있는 규음이 도움을 준다. 규음은 위액의 분비를 억제하고 가슴앓이를 가라앉힌다. 규음의 자극방법은 이쑤시개의 머리의 둥근 부분으로 누르듯이 하면서

발 지 압 방 법

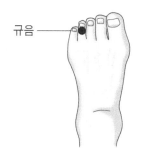
규음

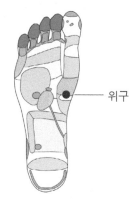
위구

10번 정도 반복한다. 누르고 있는 사이에 가슴앓이가 없어진다.

식사직후에 가슴앓이가 일어나는 위하수나 위가 약한 경우 가슴앓이를 치료하는 급소는 발의 삼리와 발바닥의 위구이다. 발의 삼리는 발을 강하게 함과 동시에 위도 튼튼히 해서 옛날부터 자주 사용되는 급소이다. 무릎 아래쪽 정강이뼈를 밑에서 기어 올라오면 뼈가 튀어나온 것이 만져지는데 그 바깥쪽 약 20㎝인 곳에 있다. 발의 삼리에는 담뱃불을 1㎝정도로 가까이 대고 뜨거움을 느끼면 뗀다. 발바닥의 위구는 장심의 발가락 끝으로 다가선 지점으로 손가락으로 이곳을 문질러 풀어준다.

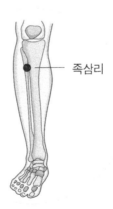

족삼리

나른함, 피로를 없애주는 발지압

용천의 자극은 몸의 피로를 없애주고 몸이 가벼워져 나른함을 치료해 준다.

신장 기능을 활발히 건강하게 움직이게 한다.

나른함, 피로감을 치료하려면 발바닥의 용천과 발의 삼리에 자극을 준다. 장소는 발바닥의 중앙을 따라 조금 엄지발가락 쪽에 가까운 곳이다. 엄지손가락으로 꼭 누르면서 원을 그리듯이 문질러 풀어준다. 맥주병 등으로 가볍게 두드리는 것도 간단하고 효과가 있다.

발 지 압 방 법

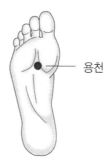

용천

용천의 자극은 피로를 없애주고 몸이 가벼워지며 차차
로 나른함이 없어진다.

발의 삼리는 다리의 정강이를 손으로 끌어올리듯이 해
서 손가락이 멈추는 곳의 바깥쪽 약 2㎝인 곳에 있다.
담뱃불을 가까이 대고 뜨거워지면 멀리하는 방법을 반
복해서 온뜸을 하면 위가 활발히 움직여 건강해진다.

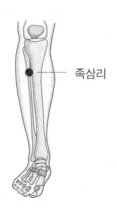

족삼리

식욕부진을 없애주는 발 지압

발의 삼리와 태백에 자극을 준다. 육체의 피로를 동반한 식욕부진일 때에 유효한 급소.

 비경에 속해 있는 태백을 잘 문질러 풀면 식욕이 난다.

 식욕부진을 치료하려면 발의 삼리와 태백에 자극을 준다. 발의 삼리는 무릎 아랫부분 정강이뼈에 검지 손가락 끝으로 관절을 움직여 아래에서 끌어올려 뼈 위의 울퉁불퉁한 지점과 닿기 직전의 손가락 끝에 해당하는

발 지압 방법

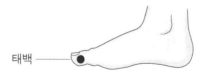

태백

곳이다. 정강이뼈의 약 2㎝ 바깥쪽으로 슬개골 아래 약 6~7㎝인 곳에 있다.

근육을 꽉 누르는 듯이 하면 발끝 쪽까지 통증이 퍼지는 곳이다. 담뱃불을 가까이 대고 뜨거워지면 멀리하는 방법을 한번에 7번 행하며 매일 한다. 태백은 제1발가락 안쪽부근의 관절인 발목 가까운 곳에 있다. 태백은 비경에 속해 있다. 비경은 입에서 위의 소화기능과 관계있는 경락으로 또 정신작용에도 영향을 주는 것으로 알려져 있다. 정신적 스트레스나 수면부족으로 의한 식욕부진인 경우에는 이 태백을 엄지손가락으로 잘 문질러 풀어주면 가슴의 답답함이 없어져 식욕이 난다.

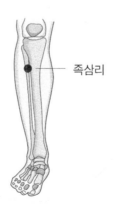

족삼리

약한 위장을 치료하는 발 지압

수면부족, 정신적 스트레스, 운동부족을 잘 처리하면 위장은 튼튼해진다. 여탈과 태백을 강하게 문질러 풀어준다.

여탈은 위의 기능을 좋게 하고 소화력을 높인다.
약한 위를 치료하는 급소는 위의 기능과 관련되어 있는 경락, 위경, 비경에 있다. 위경의 스타트 급소인 여탈은 위의 기능을 좋게 하고 소화력을 높여준다. 장소는 제2발가락 발톱부근의 바깥쪽에 있다. 이곳을 엄지

발 지압 방법

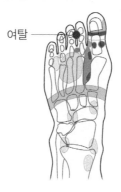

여탈 ―

손가락과 검지손가락으로 집듯이 하면서 문질러 풀어 준다. 발톱이 있는 곳에서부터 발가락 전체를 문질러 풀어준다. 매일 밤 자기 전에 이것을 하면 위장허약도 치료되고 위가 깨끗해진다.

비경은 제1발가락에서 발 안쪽을 올라가서 위와 비장 등 소화기를 통과하는 경락으로 소화호흡과 관계가 깊 다고 한다. 태백은 비경 중에서도 소화불량에 자주 사 용되는 급소로 정신스트레스에 의한 경우에도 효과적 인 급소로 알려져 있다. 태백은 발의 제1발가락 부근의 큰 관절인 발목에 가까운 곳으로 발 안쪽 면에 있다. 이 태백을 엄지손가락으로 강하게 문질러 풀어준다.

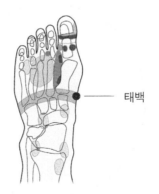

태백

위궤양을 치료하는 발 지압

위궤양은 위암으로 발전할 수가 있기 때문에 주의한다. 임읍과 공손이 위의 과잉분비를 억제한다.

의사의 치료와 병용해서 급소요법을 행한다.

위궤양을 치료하는 급소는 발의 임읍과 공손이다. 발의 임읍은 담경의 급소이다. 임읍은 제4발가락과 제5발가락의 발가락 사이를 발가락을 발톱 쪽으로 일으켜 세우면서 발등을 올리고 뼈 사이에서 멈춘 지점에 있다. 이 부근을 발톱을 세우고 누르면 대단히 아프다. 이

발 지 압 방 법

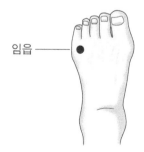

임읍

임읍은 위궤양의 원인이 되는 위산분비를 억제하고 위를 위산으로부터 보호하는 역할을 한다. 공손은 비경의 급소로 발의 내연, 장심보다 앞부분에 있다. 제1발가락 밑의 관절과 관계가 있는데 위치는 엄지손가락 폭정도 뒤인 지점이다.

공손은 위장을 조절하는데 좋은 효과가 있는 급소로 이곳을 손가락으로 문질러 풀어주면 위장이 부드럽게 움직이게 된다. 그와 동시에 흥분되어 있는 마음도 가라앉혀 원래상태로 되돌아오게 하며 스트레스에 대한 과잉반응을 없게 한다. 위궤양은 스트레스나 좋지 못한 건강상태가 민감한 위를 자극하므로 일어나는 병이다.

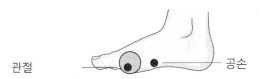

관절   공손

어지럼증을 치료하는 발 지압

용천과 지음에 자극을 주면 머리에서 발로 피가 내려간다. 온뜸을 반복하고 용천을 병으로 가볍게 두드린다.

용천과 지음의 급소에 온뜸을 가해 몸의 상태 회복

어지럼증을 치료하는 급소는 용천과 지음이다. 이 용천에 담배를 사용해 온뜸을 한다. 담뱃불을 1cm 정도까지 가까이 대고 오랫동안 따뜻하게 하면 뜨거워진다. 뜨거워지면 곧 멀리한다. 또 다시 담뱃불을 가까이 대고 이것을 10번 정도 반복해서 양발의 용천에 행한다.

발 지압 방법

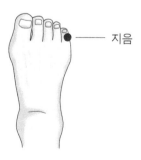

지음

용천에 온뜸을 하면 발에서 허리 배까지 따뜻해져 어지럼증이 없어진다. 지음은 방광경의 급소로 요컨대 어지럼증에 좋은 효과가 있다. 방광경은 머리에서 어깨, 등, 허리, 발과 몸의 등면의 거의 전면을 흘러 전신에 작용하는 중요한 경락이다. 지음은 방광경의 종점급소로 제5발가락 발톱 언저리의 바깥쪽에 있다. 이 지음에도 담배를 사용해서 온뜸을 한다. 담뱃불을 가까이 대고 뜨거워지면 멀리한다. 이것을 10번, 양발의 지음에 한다.

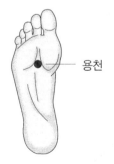

용천

냉증을 치료하는 발 지압

냉증은 방광경의 지음과 신경의 용천을 자극한다. 지음
과 용천에 온뜸질을 하고 발가락을 문질러 풀어준다.

방광과 신장의 기능은 냉기와 관계가 깊다.
냉증을 치료하려면 방광경의 지음과 신경의 용천을 자
극한다. 방광경과 신경은 모두 수분의 배설과 관계가
깊은데 이것은 온도조절에도 영향이 있다.
발끝과 허리가 차가와 어쩔 수 없을 때에는 지음과 용
천에 온뜸을 행한다. 지음은 제5발가락 발톱언저리의

발 지압 방법

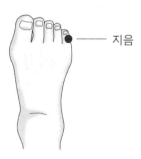

지음

바깥쪽에 있다.

담뱃불을 1cm 정도까지 가까이 대고 뜨거워지면 멀리 하는 담배온뜸을 하루에 두 번 가까이 댔다가 떼는 것을 반복해 20번씩 행한다. 뜨겁게 느껴질 때까지 불을 가까이 대고 뜨겁게 느껴진 순간에 뗀다.

온뜸 후에는 발가락을 하나하나씩 문질러 풀어주면 더욱 발이 따뜻해져 기분이 좋아진다.

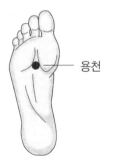

용천

목의 불쾌감을 치료하는 발 지압

불쾌감을 치료하는 급소는 연곡. 연곡은 목구멍에 효과 있는 급소로서 옛날부터 사용되어 왔다.

신경은 목구멍의 병에 가장 효과 있는 경락
목구멍의 불쾌감을 치료하는 급소는 연곡이다. 연곡은 신경의 급소이다. 누르면 통증이 너무 심한 경우도 있다. 이와 같은 때에는 처음에는 약하고 천천히 손가락 끝으로 원을 그리듯이 문질러 풀어준다. 통증이 누그러지면 조금 강하게 누른다. 연곡을 눌렀을 때 통증이 없

발 지압 방법

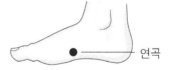

연곡

어지면 점차로 목구멍의 불쾌감도 없어진다.

다음에 손가락과 손가락 사이를 발목으로 향해 손가락 끝을 세우듯이 하면서 눌러준다. 또한 발목 주위를 가볍게 문질러 준다. 발에는 많은 뼈가 있으며 각기 다른 뼈와 관절을 이루고 있다.

뼈 사이의 근육을 풀어주면 관절도 잘 움직이게 되며 전체가 풀어져 혈행이 좋아진다. 신경의 연곡부근의 혈행이 좋아지면 목구멍 주변의 흥분이 없어진다.

동계, 숨참을 치료하는 발 지압

운동부족과 과로가 원인. 급소는 용천과 태계. 자극하면 신장의 기운이 튼튼하고 좋아진다.

 신경이 약해지면 스태미나가 없어지고 피로하기 쉬워진다.

 운동부족과 과로로 일어나는 동계, 숨참을 치료하는 급소는 용천과 태백이다. 태계는 안쪽 복사뼈의 뒷부분으로 손가락으로 가볍게 만지면 혈관의 박동이 느껴지는 곳이다. 태계에서는 담뱃불을 가까이 대고 뜨거워지

발 지압 방법

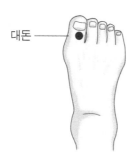

대돈

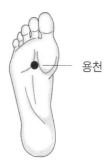

용천

면 떼는 방법으로 10번 정도 반복해서 행한다. 사람들 앞에서 긴장하기 쉽고 곧 두근두근하며 가슴이 고통스러운 동계나 숨참을 치료하는 급소는 간경의 대돈이다. 간경은 제1발가락에서 발을 올라가 간장까지 올라가는 경락이다. 대돈은 제1발가락 언저리 중앙에 있다. 대돈은 간경의 시작하는 급소로 대돈을 자극해서 간경의 흐름을 좋게 하여 마음의 동요가 너무 커지지 않도록 조정한다. 대돈을 자극하기 전에 우선 손가락으로 제1발가락을 돌리면서 문질러 풀어준다. 양발의 제1발가락을 문질러 푼 후에 담배온뜸을 한다. 담뱃불을 가까이 대고 뜨거워지면 떼는 방법으로 10번 정도 반복한다.

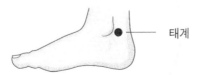

태계

생리통을 없애주는 발지압

조해와 삼음교를 자극한다. 부인과 질환에 좋은 효과가 있는 급소로 생리통에 소홀히 할 수 없는 명혈

생리통이 심할 때에는 하루 두 번 아침, 저녁 온뜸을 행한다.

생리통을 치료하려면 조해와 삼음교를 사용한다. 조해는 신경의 급소이다. 삼음교는 비경의 급소이다. 삼음교의 장소는 발의 안쪽 복사뼈의 위 검지손가락에서 새끼손가락의 폭(9cm) 정도 위로 정강이뼈의 뒤 가장자리

발 지 압 방법

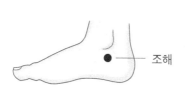
조해

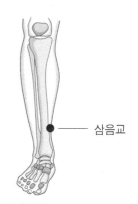
삼음교

인 곳에 있다.

　생리통이 심할 때는 하루에 2번, 아침, 저녁에 조해와 수천에 온뜸을 행한다. 담뱃불을 가까이 대고 뜨거워지면 떼는 방법으로 15번씩 행한다. 온뜸이 끝난 후 생쌀 알을 반창고로 고정해두면 보다 효과가 높아진다. 매월 생리통으로 고생하는 사람은 매일 목욕탕에서 나온 뒤 엄지손가락으로 가볍게 문질러 풀어주고 나서 자도록 한다.

　평상시부터 삼음교와 조해를 자극하면 심한 생리통이 없어질 뿐 아니라 초조하거나 몸이 나른해지는 생리에 수반하는 불쾌한 증상에서도 해방된다.

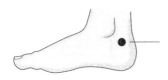

수천(안쪽 복사뼈의 사선아래방향)

무릎통증을 치료하는 발 지압

무릎통증을 치료하기 위해서는 우선 통증을 없애고 무릎을 받치는 발과 허리근육의 피로를 없애고 몸을 지탱하는 근육의 힘을 강하게 한다.

대돈, 여탈, 지음, 그리고 용천에 자극을 주어 통증을 없앤다.
무릎 안쪽의 통증을 없애려면 대돈, 슬개골의 통증을 없애려면 여탈, 무릎 속의 통증을 없애려면 지음에 그리고 모든 무릎의 통증에 용천을 자극하여 준다.

발 지압 방법

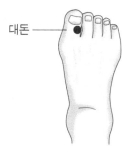

대돈

여탈

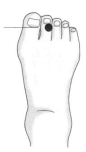

대돈은 간경의 급소로 그 흐름은 무릎 안쪽에서 대퇴부 안쪽을 올라간다. 대돈의 위치는 제1발가락 발톱언저리 바깥쪽에 담배온뜸을 한다.

여탈은 제2발가락 발톱언저리 바깥부분으로 발 앞면에서 슬개골을 통과해 올라가는 위경의 급소이다. 이곳에도 담배온뜸을 행한다. 지음은 제5발가락 발톱언저리 바깥에 있어 아킬레스건 바깥쪽에서 무릎속을 통과하여 무릎과 연결되는 방광경의 급소이다. 이들 급소의 담배온뜸은 담뱃불을 가까이 대고 뜨거워지면 떼는 방법으로 20번 정도 반복해서 행한다.

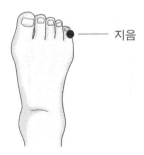

지음

백발 진행을 늦추게 하는 발 지압

백발의 진행을 늦추게 하는 급소는 신장의 기능을 높이는 용천. 입욕후 용천을 천천히 문지른다.

백발이 되는 원인은 멜라닌 색소의 감소인가?
백발의 진행을 늦추는 급소는 신장의 기능을 높이는 용천이다. 즉 동양의학의 신장은 현대의학에서 말하는 신장과 부신의 양쪽을 연결 지어 생각할 수 있다. 자극 방법은 우선 입욕 후에 용천을 천천히 문질러 풀어준다. 다음에 5개의 발가락을 하나씩 천천히 발가락 끝을

발 지압 방법

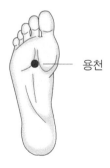

용천

118

잡고 돌리듯이 풀어준다.

　서둘지 말고 조금씩 크게 움직여 간다. 매일 밤 용천을 자극하면 조금씩 신장의 기가 강해져 허리에 힘이 들어가게 된다. 여기에서 방심하여 무리하지 않도록 조심하고 또한 걸어서 보다 적극적으로 용천을 자극해준다. 백발은 노화현상 때문이라고 단념하지 말고 생명의 근원인 신장의 기를 튼튼하게 해주는 용천을 자극해서 백발의 진행을 멈추고 젊음의 상징인 흑발을 늘리도록 한다.

증상에 따라 누구나 쉽게 할 수 있는 신통한 발지압법

탈모증을 치료하는 발 지압

신경의 기능을 조절하고 혈행을 좋게 한다. 간경의 대돈
을 자극하고 담배의 온뜸을 반복한다.

발모호르몬 분비를 촉진하기 위해 신경의 용천을 자극
원형성 탈모증을 치료하려면 간경의 대돈을 자극한다.
대돈은 제1발가락 발톱언저리 중앙에 있다. 대돈에 담
배온뜸을 한다. 담뱃불을 가까이 대고 뜨거워지면 떼는
방법으로 10번 정도 반복한다. 혈행을 좋게 하며 또한
발모호르몬 분비를 촉진하기 위해 신경의 용천을 자극

발 지압 방법

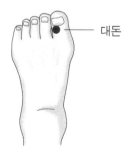

대돈

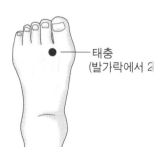

태충
(발가락에서 2

한다. 용천은 발바닥의 심장이라고도 불리며 발바닥의 대표적인 급소이다.

 젊은 대머리를 치료하는 발의 급소는 간경의 태충과 신경의 용천이다. 태충은 제1발가락과 제2발가락 사이를 손가락으로 누르면서 올라가 약 2cm인 지점에서 손가락을 멈춘 지점이다. 태충에는 담배온뜸을 한다. 담뱃불이 뜨거워지면 떼고 이것을 10번 반복한다. 용천을 엄지손가락으로 강하게 문질러 풀어준다.

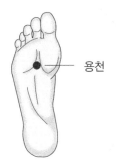

용천

배뇨장애을 치료하는 발 지압

방광경의 지음을 자극하면 배뇨를 촉진할 수가 있다. 담 뱃불 온뜸을 아침, 저녁 반복한다.

만성 방광염의 대적은 발과 허리의 냉과 과로.

전립선 비대증에 효과가 있는 지음은 방광경의 급소로 발의 제5발가락 발톱언저리에 있다. 방광경은 머리에 서 등뼈를 사이로 내려가서 구석의 안쪽에서 지음에 도 달한다. 도중 허리에 있는 선골은 배뇨로 인해 중요한 신경이 방광으로 나와 이곳을 통과하는 방광경의 지음

발 지압 방법

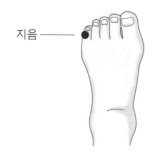

지음

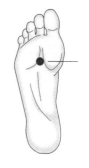

용천

을 자극하면 배뇨를 촉진할 수가 있다.

지음에는 담배온뜸을 한다. 뜨거워지면 떼는 방법을 아침, 저녁 20번 반복해 준다. 전립선 비대에는 몸의 쇠약도 영향을 준다.

만성 방광염을 치료하는 발의 급소는 신경의 용천과 대종이다. 신경은 소변을 만드는 신장과 관계 깊은 경락인데 방광경과 함께 배뇨에도 영향력이 강해 대단히 효과가 있다. 용천과 대종에 담배온뜸을 아침, 저녁 20번 행한다. 발이 따뜻해지면 배뇨의 불쾌감도 없어진다. 잘 되지 않으면 비뇨기과의 전문의에게 진찰받을 필요가 있다.

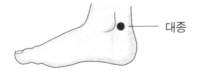

대종

야뇨증을 치료하는 발 지압

새벽녘 소량의 야뇨는 걱정이 안 된다. 초조해 하지 말고, 성내지 말고, 깨우지 말고의 3원칙으로 아이들과 접한다.

  야뇨증을 치료하려면 우선 아이를 일으키지 말고 초조해야지 말고 화내지 말고의 3원칙으로 아이들과 접하도록 한다. 야뇨를 치료하는 급소는 지음과 용천이다. 지음은 제5발가락 발톱언저리의 바깥쪽에 있다. 용천은 발바닥에서 발가락을 구부려 생기는 「八」모양의 주

발 지압 방법

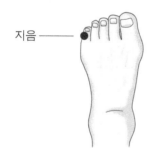

지음

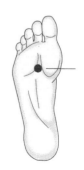

용천

름 중앙이다. 아이들의 경우에는 우선 아이를 안으면서
등을 가볍게 어루만지고 가볍게 손톱으로 긁어 준다.
기분이 좋아져 아이가 안정된다. 그 후에 담배온뜸을 5
번 행하는데 너무 뜨겁지 않게 한다. 따뜻하게 느껴질
정도면 아이는 기분이 좋아져 기뻐한다. 깨우지 말고,
화내지 말고, 발바닥을 자극하면 야뇨증은 반드시 치료
된다.

팽팽한 배을 치료하는 발 지압

위장의 기능을 활발히 하고, 소화흡수를 높이기 위해 발의 삼리와 발바닥의 반사부위를 자극한다.

 제1발가락에 치우친 부분이 위 발꿈치에 치우친 부분이 장반사구

 발의 삼리는, 옛날부터 여행갈 때는 발의 삼리에 뜸을 하고 있는 사람과 가세요라고 알려져 있는 급소로 발과 위의 양쪽을 강하게 하는 급소로서 유명하다. 발의 삼리는 무릎바깥쪽 아래에서 정강이뼈를 손가락으로 밀

발 지압 방법

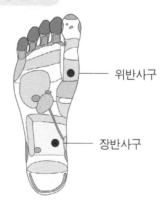

위반사구

장반사구

어 올라가서 뼈 위의 울퉁불퉁한 곳에서 손가락을 멈추고 그 바깥쪽으로 약 2cm인 곳에 있다. 발의 삼리에는 담배온뜸을 한다. 불을 가까이 대고 뜨거워지면 떼는 방법으로 10번 반복해 준다. 장심에서 제1발가락에 가까운 곳이 위, 발꿈치부터가 장의 반사구이다. 배가 긴장되어 고통스러운 때에는 이곳을 맥주병 등으로 두드린다. 기분 좋게 울리듯이 50번 정도 두드린다. 두드리는 사이에 배가 좋아진다. 두드린 후에는 발가락도 문질러 풀어주면 효과가 있다.

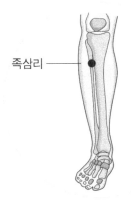

족삼리

멀미를 치료하는 발 지압

자율신경을 튼튼히 할 것. 위장을 튼튼히 할 것. 여탈을 자극하고 대돈에 온뜸질을 한다.

 평소부터 여탈에 담배온뜸을 하면 좋다.
 멀미를 치료하는 급소는 대돈과 여탈이다. 대돈은 간경의 급소로 빈혈 등의 몸의 흔들림과 관계있는 피해에 좋은 효과가 있는 급소임과 동시에 정신적인 동요에도 효과가 있는 급소이다. 대돈을 자극하면 탈것의 흔들림에 강해지며 또, 불안감을 없애주는 급소이다. 대돈은

발지압 방법

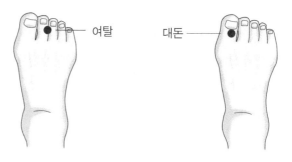

여탈

대돈

128

제1발가락 발톱언저리 중앙에 있다. 담배온뜸을 매일 한번, 늦어도 여행 2주일 전에는 시작한다. 담뱃불을 가까이 대고 뜨거워지면 떼는 것을 10번 반복한다.

여탈을 자극하면 기분 나쁜 구토증세도 치료되며 위도 잘 움직이고 배가 긴장하여 기분이 나빴던 것이 확 풀리고 힘이 완화되어 위가 굉장히 좋아진다. 여탈은 제2 발가락 발톱언저리의 바깥쪽에 있다.

평소부터 여탈에 담배온뜸을 하면 위장이 튼튼해지고 멀미도 하지 않게 된다. 담배온뜸을 매일 10번씩 행한다.

다리 저림을 치료하는 발 지압

장딴지의 피로를 없앤다. 대돈을 손가락으로 문지르고
규음은 담뱃불로 온뜸질 한다.

장딴지는 인간이 서 있기 위해 중요한 근육
쥐를 치료하려면 간경의 대돈과 담경의 규음을 자극한
다. 대돈은 제1발가락 발톱언저리 중앙에 있는 급소이
다. 대돈을 우선 손가락으로 사이에 끼우고 빙빙 돌리
듯이 문질러 준다. 처음에는 작게 서서히 크게 원을 그
리듯이 한다. 엄지발가락이 잘 풀어지면 다음에 이 발

발 지압 방법

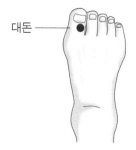
대돈

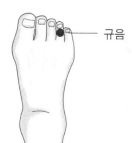
규음

가락을 위로 구부린다. 몸 전체를 펴고 장딴지에서 발
바닥을 쭉 펴듯이 하고 제1발가락을 천천히 구부리고
조용히 10초간 정도 그 상태로 하고 있다. 규음은 제4
발가락 발톱언저리 바깥쪽에 있다. 우선 잘 문질러 풀
어주고 나서 담배온뜸을 한다. 뜨거워지면 불을 떼는
방법으로 10번 한다.

가성근시을 치료하는 발 지압

간경의 대돈과 제2발가락과 제3발가락 안쪽에 있는 눈의 반응 치료점을 자극하면 피로도 없앨 수 있다.

발의 제2발가락과 제3발가락 안쪽도 눈의 반응이 나는 장소

가성근시를 치료하려면 간경의 대돈과 제2발가락과 제3발가락의 안쪽에 있는 눈의 반응치료점을 자극한다. 대돈은 제1발가락 발톱언저리에 있다. 대돈에는 담배온뜸을 한다. 진짜 쑥이 담배보다 몸에 좋기 때문에

발 지압 방법

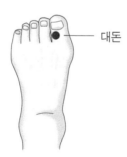 대돈

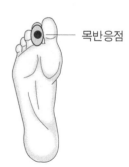 목반응점

될 수 있으면 약쑥 온뜸을 해준다. 온뜸은 뜨거워지면 뜸을 다른 급소로 옮기는 것이 중요하다. 한번 할 때마다 5번 정도 뜨거움을 느끼도록 한다.

제2발가락과 제3발가락 안쪽도 눈의 반응이 있는곳이다. 가성근시의 치료는 통증을 보다 강하게 느끼는쪽을 문질러 푼다. 만약 좌우 똑같이 느껴질 때에는 양쪽 다 문질러 풀어준다. 1번에 3분 정도 걸려 매일 행한다. 대돈과 눈의 반응점을 자극하면 칠판글씨가 보이게 될 뿐만 아니라 눈의 피로도 없어지고 혈행도 좋아져 두통과 어깨 결림도 제거되며 성적도 반드시 좋아질 것이다.

알레르기 비염을 치료하는 발 지압

발작을 진정시키며, 예민한 체질을 치료하기 위해서는 여탈과 용천을 자극하면 효과가 있다.

알레르기성 질환에 효과있는 부신피질에서 나오는 호르몬
알레르기성 비염에는 위경의 여탈과 신경의 용천을 자극한다. 위경은 볼에서 코를 사이에 끼고 내려 발끝의 여탈로 끝나는데 이 발의 제2발가락 발톱언저리의 바깥쪽에 있는 여탈에 담배온뜸을 하면 코 주변의 혈행이

발 지압 방법

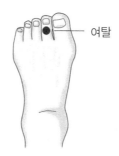
여탈

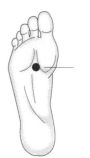
용천

좋아지며, 코를 간지는 듯한 근질거림이 없어진다.

 용천은 신경의 급소인데 부신을 자극하는 급소로서도 알려져 있다. 알레르기성 비염이 일어나기 전에 이 용천을 엄지손가락으로 강하게 문질러 풀어주고 그 후에 담배온뜸을 해 준다. 온뜸은 뜨거워지면 떼는 방법을 20번 반복한다. 평소에 용천을 잘 문질러 풀어주거나 온뜸을 하면 알레르기성 체질도 차차 개선된다.

축농증을 치료하는 발 지압

여탈과 지음의 급소 자극을 매일 계속하면 불쾌감이
줄어들고 머리가 상쾌해지며 체질도 좋아진다.

　수분과 간식은 여분으로 섭취하지 않도록 주의한다.
　축농증은 치료하려면 위경의 여탈과 방광경의 지음을
자극한다. 위경이라는 것은 코 옆볼에서 시작되어 코와
이를 통과해 목구멍을 내려가 위를 거쳐 제2발가락에
서 끝나는 경락이다. 위경의 여탈은 제2발가락 발톱언
저리의 바깥쪽에 있다. 여탈을 자극하기 위해서는 우선

발 지압 방법

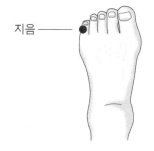
지음

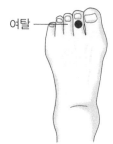
여탈

잘 문질러 풀어준다. 여탈을 손가락으로 잡고 강하게 누르면서 풀어준 후에 담배온뜸을 10번 해준다. 방광경의 지음은 제5발가락 발톱언저리의 바깥에 있다. 지음을 문질러 풀면서 발 바깥쪽을 발꿈치까지 문질러 준다. 담배온뜸은 10번 해준다. 수분과 간식은 지나치게 섭취하지 않도록 주의하면서 여탈과 지음을 매일 자극한다. 위의 지나친 작용을 억제하고 방광의 작용을 돕는 이들의 자극을 계속하면 감기가 들지 않고 고름도 차차 감소되고 불쾌한 두통이 없어진다.

심장병을 고쳐주는 발 지압

심장의 기능을 좋게하는 천생족과 족심에 자극을 주는
데 맥주병으로 두드리거나 청죽밟기를 한다.

 천생족은 동계난 숨참 등의 증상에 좋은 효과가 있는
급소.
 심장의 기능을 좋게 하려면 천생족과 족심을 자극한
다. 천생족은 제2발가락 바닥에서 발가락 부근과 발가
락 관절사이의 중앙에 있다. 천생족은 동계나 숨참 등
의 심장증상을 멈추게 하는데 좋은 효과가 있는 급소이

발 지압 방법

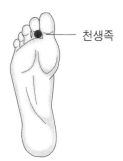

천생족

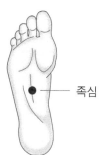

족심

다. 천생족을 자극하려면 우선 좌우를 눌러 통증을 비교해 본다. 통증을 심하게 느끼는 쪽을 발톱을 세워하듯이 강하게 누른다. 누른 통증이 좌우 같을 때에는 양쪽 모두 누른다.

족심은 장심 중앙에 있는 급소이다. 족심의 자극에는 맥주병으로 두드리거나 청죽밟기를 한다. 밤에 목욕탕에서 나온 뒤에 우선 병을 거꾸로 쥐고 족심을 두드려 준다.

기분이 좋은 강도로 한쪽 발에 5분 정도 걸리게 한다. 청죽밟기는 하루에 10분 정도 행하며 매일 계속하는 것이 중요하며 1번에 무리하지 않는다.

증상에 따라 누구나 쉽게 할 수 있는 신통한 발지압법

천식을 치료하는 발 지압

천식의 발작은 밤사이에 일어날 때가 많다. 알레르기의 원인 발견이 선결. 신경의 용천과 태계를 자극한다.

맥주병을 거꾸로 쥐고 천천히 시간을 들여 두드린다.
천식을 치료하려면 신경의 용천과 태계를 자극한다.
용천은 대사를 정상으로 되돌아오게 하며 또 말단의 혈행을 좋게하는 것에서 흉부의 거친 피의 흐름도 없애주며 호흡이 좋아진다. 용천은 병을 거꾸로 쥐고 천천히 시간을 들어 두드린다. 아이의 경우에는 5분, 성인은

발 지압 방법

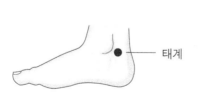
태계

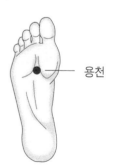
용천

15분 정도 기분이 좋게 느껴지는 강도로 두드린다. 태계도 용천과 같이 신경의 급소로 안쪽 복사뼈 뒤에 있다. 태계는 천식과 기관지염, 심장병에 효과있는 급소로 입욕중에 뜨거운 물과 찬물로 번갈아 자극한다. 뜨거운 물은 뜨겁게 하고 물은 잔뜩 끼얹는다. 물은 차가워서 처음에는 깜짝 놀랠 수도 있지만 이것을 10번 정도 반복하면 발의 혈행이 좋아지고 발이 따뜻해진다. 발의 혈행이 좋아지면 기관지도 부드러워지고 몸의 피로도 없어지며 밤사이의 심한 발작도 적어진다. 천식인 사람은 심한 운동은 할 수 없지만 발바닥을 자극하면서 조금씩 밖으로 나가 운동하도록 배려해 준다.

치질을 치료하는 발 지압

변비를 예방하고 위장을 조절하여 혈행을 좋게한다. 금
문과 통곡에 담뱃불 뜸질을 하고 청죽밟기도 효과가 있
다.

  항문 주변은 청결히, 배변 후에는 따뜻한 물로 씻는
다.

  치질을 치료하는 급소는 항문 주변의 혈행을 좋게하는
방광경의 금문과 통곡이다.

  금문은 바깥 복사뼈 아래로 뼈 옆에 있다. 통곡은 제5

발 지압 방법

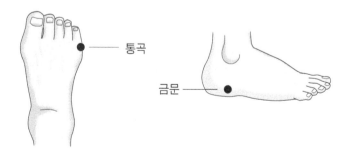

통곡

금문

발가락 바깥쪽 발가락 부근인 지점이다. 금문과 통곡은 방광경의 급소인데 방광경은 눈에서 머리로 올라가고 등뼈 양쪽을 내려가 선골(엉덩이 중앙의 뼈)에서 항문을 통해 발에 이른다. 금문과 통곡에는 담배온뜸을 한다. 담뱃불을 1㎝ 정도까지 댄다. 처음에는 따뜻할 뿐이지만 금방 따끔한 통증을 느끼는 듯한 뜨거움이 느껴진다. 이 뜨거움을 느끼면 곧 불을 뗀다. 담배뜸을 10번씩 행하면 치질의 통증을 없앨 수 있다.

장심 발꿈치 근처인 곳은 장의 반응점이 있어 이곳을 청죽밟기로 압박하면 장의 기능이 활발해져 변이 딱딱해지는 것을 막아준다.

간장병을 치료하는 발 지압

만성간염을 고치기 위해서는 간경의 태충과 오른 발바닥에 있는 간장의 반응점을 자극하면 간기능도 좋아진다.

　좌우의 태충에 담배온뜸을 한다.
　좌우 태충에는 담배온뜸을 한다. 담뱃불을 1㎝ 정도까지 가까이 대고 뜨거워지면 불을 떼고 각각 10번씩 행한다. 오른발바닥 간장의 반응점에는 지압을 한다. 왼손 엄지손가락으로 천천히 지압한다. 조금씩 강도를 더

발 지압 방법

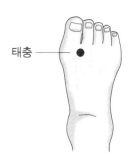

태충

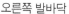
오른쪽 발바닥

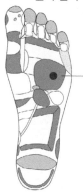
간반응점

해 준다. 만성간염이 되면 몸을 튼튼히 하는 것이 첫 번째 치료이므로 초조해 하거나 무리하거나 음주를 해서는 안된다. 장시간 서있거나 일하는 시간이 오래 계속되면 오랫동안 누워 있거나 휴식을 해야 하기 때문에 당연히 걷는 일이 적어진다.

만성간염에 걸리면 몸이 나른하고 쉽게 피로하며 걷는 것이 괴로워지는데 그와 같은 때에도 할 수 있는 태충과 심장반응점을 매일 자극하면 간기능도 좋아지고 피로나 나른함이 없어지고 기운이 난다.

신장병을 치료하는 발 지압

충분히 몸에 휴식을 취하고 차게하지 않도록 한다. 용천과 연곡을 자극하면 부종이 없어진다.

통증이 심한 장소에 좀 강하게 지압한다.
만성신염을 치료하려면 힘드는데 기분을 초조하게 하는 것이 병을 악화시키는 근원이니까 주의한다. 신장병을 치료하는 급소는 신경의 용천과 연곡이다. 연곡은 장심의 안쪽 가장자리에서 뼈 아래 가장자리에 있다. 용천은 입욕후에 엄지손가락으로 천천히 주물러 풀어

발 지압 방법

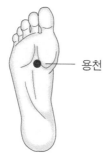
용천

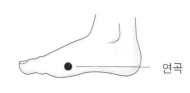
연곡

146

준다. 좌우 용천을 누르고 어느 한쪽이 좀 부석부석하고 딱딱할 때는 잘 주무른다. 연곡은 뼈아래 가장자리로 누르면 통증이 강한 장소로 좀 강하게 지압한다. 엄지손가락으로 뼈아래 가장자리를 향해 깊이 누르는 것이 요령이다. 잘 주물러 풀어준 뒤 담배온뜸을 각각 10번씩 한다.

용천과 연곡을 자극하면 소변배설이 잘 되며 몸의 부종이 적어지고 피로가 없어진다. 그 후에는 빨리 누워서 충분한 수면을 취한다.

치조농루를 치료하는 발 지압

이를 잘 닦는 것이 가장 중요. 치료하는 급소는 여슬에 담뱃불로 온뜸질을 하면 잇몸이 야무지게 된다.

 적당한 운동과 충분한 수면으로 몸을 단련시키면 걸리지 않는다.

 치조농루를 치료하는 급소는 여슬이다. 여슬은 발꿈치의 뒷면으로 피부가 바뀌는 지점에 있다. 여기에 담배 온뜸을 한다. 담뱃불을 1cm 정도까지 가까이 대고 뜨거워지면 뗀다. 하루에 2번~10번씩 행한다. 여슬에 담배

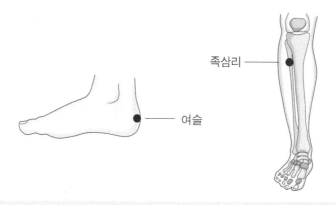

발 지압 방법

족삼리

여슬

온뜸을 하면 잇몸이 야무지게 된다. 치아 주변의 혈행을 좋게하고 몸의 상태를 조절하기 위해서는 발의 삼리에 담배온뜸을 하면 더욱 효과가 있다. 잇몸 마사지를 병용하면 보다 빨리 치료된다. 마사지는 우선 이와 잇몸 한면에 소금을 바르고 3분간 그대로 입을 다물고 있다. 그리고 나서 미지근한 물로 입을 헹구고 남아있는 소금기로 치아와 잇몸을 손가락으로 싹싹 마사지 한다.

관절 류머티즘을 치료하는 발 지압

남성보다 여성이 걸리기 쉬운 병.
혈행을 좋게하는 족심과 양릉천을 자극하면 좋다.

치료에 중요한 것은 차갑지 않게 할 것과 습기를 피할 것.

만성 관절류머티스에 예방이나 치료에 가장 중요한 것은 차지않게 할 것, 습기를 피할 것. 심신의 과로를 피하고 음식물은 밸런스를 맞춰 섭취하는 일이다.

족심은 장심의 중앙에 잇는 급소로 이곳을 자극하면

발 지압 방법

뼈가 돌출된 부위(발의 바깥쪽)

양릉천 ─────

족심

혈행이 좋아지며 발과 허리가 따뜻해진다. 또 관절의 빨간 부종도 약해진다. 매일 계속해서 주무르면 몸의 피로감도 없어지고 정신적으로 안정된다. 양릉천은 무릎 바깥쪽에서 바깥 복사뼈로 향해 조금 내려간 곳에 있는 뼈가 돌출된 부위(비골소두라고 한다) 앞의 아래 가장자리에 있다. 양릉천은 관절과 근육의 통증에 대단히 좋은 효과가 있는 급소로 여기에 담배온뜸을 한다. 담뱃불은 약 1cm 정도로 가까이 대고 뜨거워지면 멀리 뗀다. 하루에 2번 아침, 저녁 1번 각기 20번 반복해 준다.

치매를 치료하는 발 지압

스스로 할 수 있는 것은 타인에게 의지하지 말고 적극적으로 할 것. 발과 허리가 튼튼한 것이 우선노망방지의 제1조건.

 노인 취급하지 말고 가사를 돕도록 한다.
 자신이 노인 노망이 되지 않기 위해서의 급소는 용천과 대돈이다. 용천은 생명에너지의 근원인 신장의 기를 튼튼히 하는 급소로 혈행을 좋게 하며 몸의 노화를 예방한다.

발 지압 방법

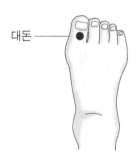

대돈

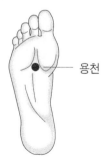

용천

허리에 힘이 생기면 끈기가 생긴다. 용천은 발가락을 구부려 생기는 「八」모양의 주름 중앙에 움푹 들어간 지점인데 이곳을 입욕 후 천천히 지압한다. 대돈은 제1발가락 발톱언저리의 중앙 급소이다.

대돈에는 담배온뜸을 한다. 담뱃불을 가까이 대고 뜨거워지면 떼고 이것을 10번 반복한다. 대돈을 자극하면 대뇌의 기능을 활발하게 해 머리가 맑아지고 사고력이 높아져 노망을 막아 준다.

돌연사를 방지하는 발 지압

몸을 잘 돌보고 정기검진을 반드시 받을 것. 갑자기 발작에 의한 죽음을 일으키는 대표적인 병은 뇌졸중과 심장병.

규칙적인 무리하지 않는 생활과 적당한 운동이 중요.
돌연사를 막기 위해서는 우선 정기검진을 반드시 받는 일과 검사에서 이상이 없어도 과신하지 않는 일이다. 병이라는 것은 어느 정도 진행되지 않으면 검사에서 발견되지 않은 수가 많아 중년이 지나서 병이 갑자기 악

발 지압 방법

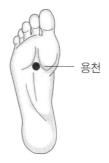
용천

화되는 수가 있기 때문이다.

돌연사를 초래하는 대표적인 병은 뇌졸중과 심장병이다. 어느 쪽이나 동맥경화나 고혈압에 의한 것으로 발작 전에는 거의 알 수 없다.

돌연사를 예방하려면 규칙적인 무리하지 않는 생활과 적당한 운동이 중요하다. 발바닥의 용천이라는 급소는 혈행을 좋게하며 심장과 신장의 작용을 도와 돌연사를 막아주는 대표적인 급소이다. 취침전 식사를 피하고 입욕 후에 천천히 용천을 주무른다. 될 수 있으면 자기전에 청죽을 50번 정도 밟고 나서 자도록 하면 자고 있는 사이에 혈행이 좋아지고 몸의 피로가 빨리 제거된다.

증상에 따라 누구나 쉽게 할 수 있는 신통한 발지압법

발 경혈 위치

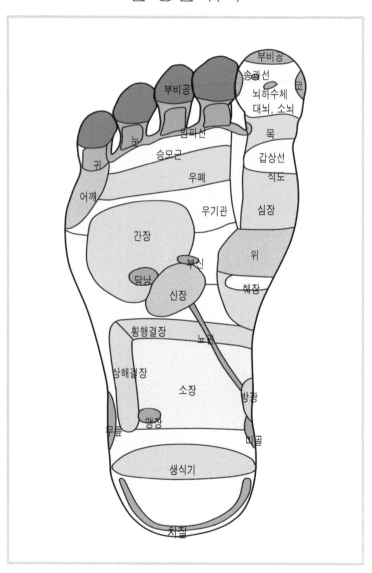

꼭 알아야 하는 발건강법

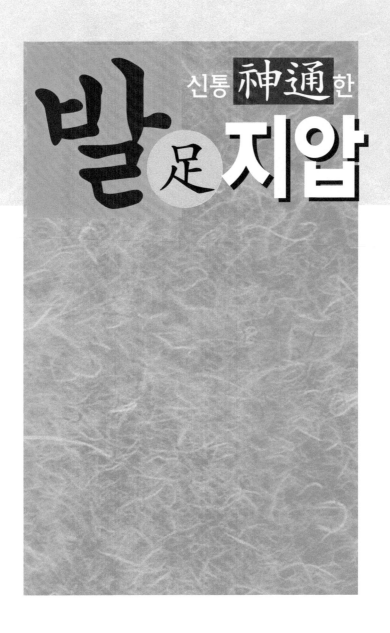

신통 神通 한

발 足 지압

맞지 않는 구두는 전신에 병의 원인을 제공한다.

지금까지 발, 특히 발바닥이 어떻게 훌륭하게 또 중요한 기능을 하고 우리들 몸 전체의 건강을 지키고 있는가를 서술했다.

그런데 우리들은 하루에 맨발로 보내는 시간은 극히 한정되어 있고 꽤 많은 시간은 구두를 신고 지내고 있다. 물론 생활시간의 대부분을 구두와 함께 보내는 외국인에 비하면 장판 위에서의 생활습관을 갖는 한국인이 구두를 신고 있는 시간은 조금 적다고 말하겠지만 구두는 현대 우리들 생활에 있어 떼려야 뗄 수 없는 것이 되었다.

구두는 우리들이 생활하는데 없어서는 안되는 다시 말하면 제2의 발, 또는 제2의 발바닥이다.

따라서 구두에는 간단히 발을 보호하는 것 뿐 아니라 발을 자유롭게 움직일 수 있게 하며, 또한 손과 눈과 같이 도로의 상황 등 감각기관으로서 발아래의 상황도 전한다는 중요한 역할이 있다.

먼저 서술한 것 같이 발바닥에는 전신의 급소가 집중되어있고 이상한 자극을 주거나 하면 허리나 어깨가 뻐근하고 전신이 나른하게 되거나 또는 두통 불면증 등 여러 가지 증상을 유발하는 원인이 되는 수가 많다.

구두의 존재를 가볍게 생각하는 것은 위험한다. 구두의 모양에 발을 맞추려는 것은 논외이다. 어디까지나 발에 맞는 구두를 건강관리의 중요한 요점의 하나로 신중히 고르고 싶은 것이다.

꼭 맞는 구두는 발에 활력을 주고 나아가서는 전신까지도 릴랙스하게 한다. 그러나 발에 맞지 않는 나쁜 구두는 발뿐만 아니라 전신에 병의 원인을 제공하게 된다.

구두가 원인으로 생기는 병

구두를 사용하기 시작하고 나서의 역사가 짧아서 일까, 정말 발에 좋은 구두라는 것은 아직도 보급되어 있지 않은 것이 현 상태이다.

또 구두에 대한 관심도 반드시 높다고는 말할 수 없으며, 약간 거북한 구두인데도 「패션성이 있다」, 「값이 적당하다」라는 이유로 사버린다. 그리고 「신고 있으면 맞게 된다」고 생각하는 것이다. 점원도 「신고 있으면 구두는 늘어나니까 좀 작아도 괜찮다」등이라고 사는 사람에게 맞장구를 쳐주는 수도 많이 있다.

우리들이 구두를 대하는 사고방식 속에는 중국의 "전족"의 구습이 남아 있어 「발이 구두에 맞도록 한다」는 생각이 강하게 있는 것이다.

그러한 것 속에 현재 구두를 원인으로 한 발의 트러블이나 병이 증가하고 있다.

발에 부자연스러운 모양을 강요하여 뼈나 건, 근육에 이상한 부담을 주는 나쁜 구두가 몸에 가져오는 트러블이나 병의 주된 것으로서는 다음과 같은 것이 있다.

남성의 경우에는 아킬레스건 주의의 염증 등 발이 병을 비롯 무릎관절염 통증이나 변형 또한 기력감퇴, 집중력저하, 피로감, 요통, 어깨결림, 두통, 식욕부진 등 전신에 영향을 주는 증상을 들 수 있다.

단순한 진무름정도라면 그런대로 나쁘지 않으나 구두가 원인으로 스트레스가 쌓이거나 몸뿐 아니라 정신적으로도 여러 가지 증상이 유발되기도 한다.

여성의 경우에는 외반무지, 감입발톱이라는 병에서 요컨대 무릎관절 통증과 변형, 정신불안정, 기력감퇴, 식욕부진, 두통, 빈혈, 불임증, 유산, 요통, 어깨결림, 호르몬 이상, 그 외 여러 증상에 미친다.

구두가 크게 영향을 주어 발목에서 생긴 트러블이나 병에 관해서는 이하 항목을 만들어 서술하기로 한다.

유명한 스포츠 선수는 자신에게 꼭 맞는 스포츠 슈즈를 메이커에 만들게 한다. 구두는 우리들의 제2의 발로서 생활에 없어서는 안되는 것이다. 요컨대 자신에게 맞는 신발을 우수한 기술을 가진 가게에서 주문, 제작하고 싶은 것이다.

여성의 하이힐은 무엇이 문제인가?

물질이 풍부한 시대에 살고 있는 지금 가정의 신발장에는 여러 가지 신발이 나란히 들어 있다. 구두를 T, P, O로 구분해서 신는 것도 정착되어 있다.

그러나 많이 있는 구두 중에서 정말 신는 기분이 좋은 자신의 발에 꼭 맞는 구두는 몇 켤레있을까?

구두를 단순히 패션의 하나라고 생각해서는 안된다.

확실히 구두는 패션의 일부이며 구두의 패션성은 " 구두가 제2의발"로서 생활과 관계가 깊어짐에 따라 점점 중요시 된다고 생각되며 중요하다고 생각한다. 그러나 어디까지나 구두 본래의 기능 요컨대 구두는 실제로 신고 걷는다는 기능성을 충분히 근거로 한 것이어야만 하는 것이다.

이 패션성과 기능성이 서로 겹쳐 가장 문제를 일으키는 것이 높은 구두 다시 말해 여성의 하이힐이다.

남성의 구두는 그 정도 발뒤꿈치가 높은 것은 없으며 발끝에도 다소 여유있는 것이 보통인데 여성의 구두는 가로폭이 일반적으로 좁고 발끝에도 거의 여유같은 것이 없으며 발이 꽉 죄이는 디자인이 많은 것이 특징이다. 하이힐의 발꿈치는 10cm 가까운 것이며 낮은 구두라도 발뒤꿈치가 가느다란 것을 볼 수 있다.

발은 인간의 몸에서 가장 아래에 위치해 있어 두발은 3.4kg인 머리를 비롯 몸통, 팔, 허리 등 발 위의 모든 것을 지탱하고 있다. 이 대단한 "중노동"을 발은 뼈, 건, 근육 등이 여기저기에 각각의 부서에서 기능을 분담해 교묘히 연휴되어 담당하고 있다.

하이힐은 발뒤꿈치가 너무 높기 때문에 체중이 발가락 부근쪽으로 집중되고 게다가 발끝이 조여지기 때문에 뼈, 건, 근육이 부자연스러워서 이상한 부담을 주게된다.

엄지발가락이 바깥쪽으로 구부러져 「八」모양으로 변형 되며 발가락 부근의 부분(중족골골두부)이 밖으로 휘어버리는 외반무지 또는 발가락의 발톱이 앞쪽으로 쭉 뻗을 수 없어 발가락 안쪽으로 파고들어 뻗어 염증을 일으키는 감입발톱 등은 하이힐이 가져온 대표적인 발의 병이다.

또, 하이힐 등은 발뒤꿈치가 불안정하기 때문에 염좌 등 발의 상처도 일으키기 쉽다. 하이힐이 만들어 내는 문제는 이것뿐 아니다.

발과 허리와는 밀접한 관계가 있으며 허리를 아프게 하면 그 영향은 반드시 발에 나타난다. 예를 들면 추간판 헤르니아, 척추분리증, 변형성 척수증 등은 발의 기능이 저하된다. 그로인해 정형외과의사는 발의 어느 부분의 기능이 저하되었느냐에 따라 허리의 어느 부위가 나빠졌는가를 조사하는 것이 보통이다.

이것은 반대의 경우에도 해당한다. 요컨대 구두가 원인으로 허리를 아프게 하는 케이스이다. 실제 추간판 헤르니아 등 허리의 장애에 하이힐이 원인이 되는 경우가 적지 않다.

허리를 좌우로 흔들면서 걷는 "몬로워크"라는 것이 있다. 이것은 의식적인 것은 아니고 본래 120도 이어야 하는 골반의 생리적인 정상각도가 하이힐을 신으므로 인해 변형되어 그 왜곡을 엉덩이 근육으로 조정하려는 것에서 생기는 필연적인 현상인 것이다.

건강과 구두의 기능면에서 보면 하이힐은 일상적으로 신지말고 걷기 쉬운 구두를 선택하는 것이 현명하다고 할수 있다.

발의 건강과 구두 고르는 법

발은 피로하기 쉽고 상처나기 쉬운 예민한 기관이다. 이
것은 맞지않는 구두나 새 구두를 신으면 물집이 생기고 진
무름을 일으키거나 또는 장거리를 걷거나 장시간 서서 이
야기하면 발바닥이 아프고 화끈거리는 것에서도 알 수 있
다.

또 모처럼 산 구두이니까 발에 길들이려고 무리해서 신
고있는 사이에 점점 발이 아파진다. 발가락이 부자연스러
운 상태로 눌려질 뿐 아니라 엄지발가락과 발뒤꿈치 등에
체중이 실리므로 때때로 구두를 벗고 발을 구르듯이 주물
러 풀거나 두드리거나 굴신운동을 해서 발을 해방시키지
않으면 참을 수 없게 되는 경험을 갖고 계신 분도 적지 않
을 것이다. 발에 맞지 않는 구두를 신으면 발에는 정말 고
역이다.

여기에 몇 번이나 반복했듯이 병을 유발할 위험이 있기
때문에 정말로 진지하게 주의하고 싶은 것이다.

맞지 않는 구두를 신어서 넘어져 발이 아파 걸을 수 없었
던 노인이 갑자기 눈에 띄게 늙어 머리에도 노망이 들었다
는 이야기는 주위에서 자주 듣는다.

요컨대 발은 대단히 고감도 건강 바로미터라고도 할 수

있다.

발의 트러블이 무서운 것은 이 피로나 통증, 진무름 등을 방치해 두면 발 그 부분뿐 아니라 몸속 여기저기에 영향을 미친다는 것 때문인데 반면 이것은 발을 건강히 보호해 주면 몸 전체의 건강유지에 크게 도움을 준다고 할 수 있다.

생활양식의 변화 등으로 「걷는다」는 일이 적어져 현대인의 발은 약해져 있다고 한다. 발의 건강유지, 보호, 증진으로는 발의 본래적 기능인 「걷는다」는 것을 가장 중시할 필요가 있다. 그리고 구두는 이 「걷는다」는 것과 불가분의 관계가 있다.

이상적인 구두라는 것은 「구두를 신고 있는 사실을 전혀 의식하게 하지 않는 구두」이다. 구두에의 관심을 높이고 발건강을 잘 지켜나가도록 한다.

발가락이 구부러지면
원래대로 되돌아오지 않게 된다.

 불편한 구두를 무리해서 신고 있으면 기형 발가락이라 불리는 증상이 되는 수가 있다.

 기형발가락이라는 것은 구두나 구두밑창으로 압박된 발가락이 그 이름대로 기형같이 울퉁불퉁하게 굴곡되어 그것이 계속되는 사이에 발가락 관절(굴근건)이 변형되어 굴곡상태로 고정되어 원래 모양으로 되돌아오지 않는 상태를 말한다. 소위 "튀어나온 발가락"의 가장 보편적 모양이다.

 보통은 엄지발가락 이외의 발가락(제2발가락~제5발가락)이 이 상태가 되기 쉬우며 특히 제2발가락이 엄지발가락보다 긴 경우에는 요주의라고 할 수 있다.

 일반적으로 꼭 끼는 구두를 신고 있으면 걸리기 쉬우며 특히 발 끝에 체중이 실리는 하이힐은 위험하다.

 기형발가락은 통증을 동반하는데 가벼운 경우는 참을 수 있을 정도의 통증밖에 안되기 때문에 방치해 두는 사람이 많다. 또 다른 발의 병으로 진찰을 받았더니 실은 기형발가락이었다고 나타내는 경우도 적지않다.

 그러나 중증이 되면 아탈구를 일으켜 수술을 하지 않으면 낫지 않는다.

기형발가락인지 아닌지를 알아보려면 맨발로 서서 체중을 앞쪽으로 실어본다. 만약 발가락 가운데 관절부위에서 발가락이 상하로 「八」모양으로 구부러지면 기형발가락이라고 생각하면 틀림없다.

기형발가락으로 인한 경우는 마사지가 효과있다.

아탈구를 일으킬 정도의 중증에 이르지 않으려면 발가락을 마사지하면 효과가 있다.

목욕탕에 가면 우선 의자나 마루 위에 앉아서 한쪽 발을 나머지 한쪽 무릎위에 올려놓는다. 그리고 올려진 쪽의 발등을 손으로 단단히 잡고 고정시킨다.

다음에 발가락을 하나씩 감싸듯이 해서 발가락 부근쪽으로 누르듯이 빙빙 돌리고 다 돌리면 발가락을 잡아당기도록 한다.

이것을 한발가락에 30번 정도 행한다. 한쪽편 발이 끝나면 다시 한쪽 발가락에도 똑같이 행한다.

단지 이러한 경우는 어디가지나 경증인 경우이다. 발가락이 펴지지 않는 상태일 때에는 의사의 진찰을 받는다.

또 휘어진 제2관절 상부가 구두에 닿아 아플 때에는 두께 3mm 정도의 라텍스, 홈래버요인 스프트 쿠션을 아픈 부위에 붙이면 구두의 압박 등에서 발을 보호하고 통증을 상당히 경감시킬 수 있다.

기형발가락 - 외반무지

엄지발가락 부위가 바깥쪽으로 휘어져 있다.

외반무지라는 것은 엄지발가락이 밖으로 휘어져 「八」모양으로 변형되어 발가락 주위 부분(중족골골두부)이 밖으로 구부러진 증상을 말한다. 이것이 심해지면 엄지발가락이 제2발가락 위를 타게 되어버린다.

엄지발가락에 두께가 없고 검지발가락이 짧은 발인 사람은 엄지발가락의 끝부분이 압박되는 것만으로 간단히 안쪽으로 휘어져 제2발가락 위를 타게되어 버린다. 이러한 것이 맞지 않는 구두를 신음에 따라 수도없이 반복되는 사이에 엄지발가락 주위의 관절이 탈구되어 완전히 휘어져 버리는 것이다.

이 상태가 되면 튀어나온 엄지발가락 부근이 구두에 닿아 압박 마찰되어 염증을 일으켜 통증이 심해진다.

외반무지의 원인으로서는 반드시 앞끝이 뾰족한 구두를 신는 것만으로 일어난다고는 할 수 없고 항상 외반족(발축을 중심으로 해서 발이 바깥쪽으로 구부러진 상태)를 동반한다고 한다.

지금까지 외반무지는 구미인에게 많고 구두를 벗는 습관

이 있는 한국인에게는 비교적 적다고 알려져 있었지만 최근에는 이 정설도 무너지고 있다.

특히 하이힐 구두를 신는 여성에게 대단히 많이 볼 수 있다.

외반무지로 인한 경우는 벗은 뒤 발 운동을 행한다.

외반무지는 "하이힐 증후군" 중에서도 가장 대표적인 병이라 할 수 있다. 높은 구두를 신으면 발끝에 체중이 실린다. 앞이 가는 구두에서 발끝이 죄여지는 지점에 체중이 묵직하게 실리기 때문에 엄지발가락 끝은 구두의 모양과 같이 검지발가락 쪽으로 구부러진다. 힐이 높으면 높을수록 외반무지에 걸리기 쉽다.

힐과 앞이 대단히 가늘게 되어 있는 구두를 무리하게 장시간에 걸쳐 신으면 자연히 발이 구두와 같은 모양으로 변형되어 버려 마침내는 외반무지가 되기 때문에 이러한 구두를 될 수 있으면 피하는 것이 무엇보다 중요한데 그래도 신고 싶으면 단시간으로 하고 벗은 뒤 발운동을 자주 하도록 한다. 외반무지로 인해 구두를 신으면 아플 때에는 부드러운 고무를 도너츠 모양으로 한 패드가 있으니까 이것을 돌출된 부분을 감싸듯이 해서 붙이면 구두로 마찰되어 아픈 일은 없다.

단지 피부에 상처가 있거나 또는 염증을 일으키는 부분이 넓을 때는 사용하지 말고 의사의 진료를 받는다.

중족골골두통 1

걸으면 발가락 부분에 통증이 있다.

  장시간 계속 걷거나 특히 발 앞부분에 체중이 실리는 힐을 신으면 걸을 때마다 발가락 부분에 통증을 느끼는 수가 있다. 이것은 중족골골두통이라 불리는 병이라 알려져 있다.

  중족골이라는 것은 발가락 부분에 있는 가운데 정도의 크기의 긴뼈로 중족골 골두라는 것은 그 머리부분을 말한다. 발바닥에서 보면 정확히 발가락 주위의 피부가 두꺼워져 있는 곳이다. 이곳이 아픈 것이다. 이 골두는 체중을 지탱하는 부분이다. 우리들의 체중은 발꿈치와 이 중족골 골두로 지탱되고 있는데 5개의 중족골골두가 균등하게 떠받치고 있는 것은 아니다. 엄지발가락(제1중족골골두) 부분이 전체의 약 1/3, 다른 4개의 발가락으로 2/3을 떠받치고 있다. 또 4개의 중족골골두 중에서도 새끼발가락 부분(제5중족골골두)에는 보다 큰 힘이 가해진다. 이러한 것은 5개의 발가락은 완만한 아치(원)모양으로 되어 있는데 엄지발가락과 새끼발가락이 아치 부분으로 되어 있기 때문이다. 그리고 이 아치를 지탱하고 있는 것은 인대이다.

　요컨대 우리들 체중의 대부분은 발꿈치와 엄지발가락의 제1중족골골두, 새끼발가락 부분의 제5중족골골두의 3부분으로 지탱되며, 중족골골두는 인대로 지탱되고 있는 것이다.

　그러나 중족골골두의 아치를 지탱하고 있는 인대가 느슨해지거나 늘어지면 아치를 지탱하는 힘이 약해져 전족부가 편평해져버려 걸을 때에 본래 그다지 체중이 실리지 않는 제2, 제3, 제4 중족골골두에까지 체중이 실리게 되어 그 결과 통증을 느끼게 되는 것이다. 이것이 중족골골두통이다.

중족골골두통 2

걱정할 병은 아니며, 체중을 줄이면 괜찮다.

인대가 느슨해지는 원인으로 가장 많다고 생각되는 것이 체중증가이다. 족저근막염과 같이 체중이 증가함에 따라 인대에 과중한 부담을 주어 지탱할 수 없게 되는 것이다.

그 외의 원인으로는 예를 들면 족내근 등 발의 근육이 쇠약해져서 또는 아킬레스건의 늘어남 등을 생각할 수 있다.

이 중족골골두통은 걱정할 병은 아니다. 만약 통증이 시작된 전후로 해서 체중이 증가하면 체중을 뺀다.

인대가 느슨해져 버리기 때문에 발가락을 움직이는 등 적당한 발운동을 해서 인대를 리플랙스하게 한다.

족저근막염
(발의 화끈함과 피로가 염증을 일으킨다.)

발의 화끈함이 계속되며 발바닥이 심하게 아프다.

흔히 발이 화끈하거나 서있을 때는 피로를 느끼는 수가 있다. 이런 때에는 장심을 지압하면 대단히 기분이 좋으며 편안해진다. 그러나 지압을 해도 효과가 없고 좀 서있는 것만으로도 아프게 한다.

이 발의 화끈함과 피로는 족저근막이라는 발바닥을 세로로 달리고 있는 근육이 염증을 일으켜 족저근막염이라 불리는 병이다.

장시간 서서 이야기하고, 발바닥에 무리한 힘이 실리는 하이힐 등을 신으면 화끈하고 심한 경우에는 염증을 일으켜 심하게 아파지기도 하는 것이다.

발바닥을 지압하면 편안해지는 것은 이 약해진 족저근막을 마사지 해주기 때문이며 염증을 일으키기 쉬워진 상태라는 것이다. 염증을 일으키게 되면 서있는 것 만으로도 아파진다.

이 족저근막의 통증을 종골내골액뇌염과 외상성 골막염이 일어나거나 또는 근섬유의 일부가 끊어지는 것이 원인이며, 족저근막과 종골(발뒤꿈뼈)가 접하는 부분(근막부착

부)에서 발생한다.

 이러한 염증이 일어나는 원인은 대부분의 경우 족저근막의 부담증가 요컨대 평소에 발바닥에 압박과 긴장을 강하게 주기 때문이다.

 체중의 증가는 이 부담을 증가시키게 된다. 하루 종일 서서 이야기하고 있으면 조금 체중이 증가해도 발에는 의외로 큰 부담이 된다.

 족저근막염의 증상이 나타나게 되면 증상이 나는 전후의 체중을 비교해 본다. 만약 현저하게 체중이 증가되어 있으면 무엇보다도 우선 체중을 감량할 필요가 있다.

 물론 발바닥에 압박과 긴장을 강요하는 하이힐과 꼭 죄는 구두, 장시간 서서 이야기 하는 등은 피해야 한다.

증상에 따라 누구나 쉽게 할 수 있는 신통한 발지압법

족저근막염인 경우는 마사지와 온냉욕하라.

족저근막의 피로를 없애려면 먼저 언급했듯이 마사지는 효과가 있듯이 온냉욕도 효과적이다.

우선 양동이를 2개 준비하고 한쪽에는 상수, 다른 한쪽에는 따뜻한 물을 넣는다. 상수의 온도는 15℃ 정도, 수온이 낮은 겨울에는 조금 따뜻한 물을 넣어 적당한 온도로 한다. 따뜻한 물의 온도는 40~45℃. 발을 물에 담궈 기분이 좋게 느껴질 정도의 온도로 하는 것이 요령이다.

준비가 되면 의자에 앉아 우선 처음에 약 10분간 따뜻한 물에 양발을 담근다. 다른 양동이의 물에 발을 옮겨 약 1분간 담그고 있는다.

이 동작을 2~3번 반복한다. 맥박이 다소 빨라지는데 이것은 혈액순환이 잘 되고 있다는 증거이다.

종료 후에는 발끝을 높여주는 자세로 쉰다. 발을 높게 해서 쉬는 것은 발이 피로해서 부어오르거나 화끈거릴 때 가장 손쉽고 효과적인 처치법이다. 양 발목 아래에 베개나 방석을 놓고 양하지를 높게 한다. 그리고 양 무릎을 가볍게 구부려 하지 전체의 힘을 빼고 편하게 한다. 이 경우 절대로 힘을 넣지 말고 아주 편한 자세를 유지하는 것이 중요한 포인트이다.

보행중 발바닥이 피로해 아플 때는 구두 안에 깔개를 이용하면 좋다.

안깔개는 부드러운 소재인 쿠션깔개를 사용한다. 최근에는 라텍스, 폼을 이중으로 해서 발바닥에 느껴지는 쇼크를 흡수하는 힘을 높인 소프트 깔개가 시판되고 있으므로 이용해 보는 것도 좋다.

이렇듯 안깔개는 발바닥의 피로나 통증을 경감할 뿐 아니라 후에 하는 물, 못, 티눈 등의 통증을 막는데도 효과적이다. 발을 부드럽게 보호하기 때문에 피로나 통증이 상당히 경감된다.

족저근막염을 위한 온냉욕

물의 온도는 15℃ 정도

 따뜻한 물의 온도는 40~45℃
① 약 10분간 따뜻한 물에 양발을 담근다.
② 약 1분간 물에 양발을 담근다.

※ ①②동작을 2~3회 반복한다.
※ 따뜻한 물속에서 발목을 돌리거나 발가락을 구부렸다
펴면 한층 효과적이다.

③ 종료 후에는 발끝을 높여주는 자세로 쉰다.

걸으면 발뒤꿈치가 아프다
(아킬레스건 주의염)

맞지 않는 구두를 신어서 구두와 발이 마찰되어 껍질이
벗겨지고 아프다는 것은 자주 있는 것이다. 그러나 이러한
표피염증에 머물지 않고 걸으면 아킬레스건과 발뒤꿈치가
닿는 부위가 심하게 아프며 달릴 수도 없게 되는 경우가
있다. 이것은 염증이 내부에 일어나기 때문이며 아킬레스
건 주의염이나 아킬레스건 뇌염(아킬레스건 골액포염)이
라 불리는 병이다. 이병의 가장 큰 원인은 발에 맞지 않는
구두를 신는 것이다. 구미에서는 두꺼운 장화를 신는 겨울
에 이병이 많이 발생하기 때문에 "윈터, 힐"이라고도 부르
고 있다.

아킬레스건 뇌염은 주로 아킬레스건과 발뒤꿈치의 돌기
부분 사이에 있어 쿠션역할을 하고 있는 골액포라는 "주
머니"가 대부분의 경우 전방에서는 발을 일으키는 것이
다. 요컨대 맞지않는 구두를 신는 것이 원인이 되는데 때
론 감기로 발뒤꿈치가 아플 때에는 정형외과 등 전문의의
진찰을 받으면 좋다. 치료는 그다지 어렵지 않고 치료되는
것도 비교적 빠르다. 그러나 만성염증은 재발하기 쉬우므
로 주의가 필요하다.

아킬레스건이 단열되면 발이 굴신을 할 수 없게 된다.

발목 뒤에 굵은 근육이 만져지는데 이것이 아킬레스건이다. 대단히 예민하게 '제작'되어 있어 이 건이 끊어져 버리면 발을 충분히 굴신(굽히고 펴는 것)할 수 없게 된다. 아킬레스건 단열은 실제로 스포츠선수 뿐 아니라 40~50대의 중년남성에게 가장 많이 발생한다고 한다. 이 연대는 체력이 급격히 저하되는데 갑자기 과격한 운동을 해서 발에 무리를 강용하는 일이 왕왕 있기 때문이다.

끊어지기 쉬운 장소는 건이 가장 가늘게 되어 있는 발꿈치뼈의 건 부근에서 4~5cm인 부위이다. 또 건이 끊어지기 쉬운 경우는

① 아킬레스건을 무리하게 너무 쭉 뻗은 경우.

② 아무 준비운동도 없이 발관절을 급격히 구부린 경우

③ 아킬레스건이 쭉 펴져 있는 상태인 때에 건이 무언가에 부딪힌 경우 등이다.

아킬레스건에 갑자기 심한 통증이 있어 보면 단열된 부분이 부자연스러운 모양으로 가득 차 있다. 끊어질 때에 뚝하는 날카로운 소리가 나는 때도 있다. 보통의 보행은 할 수 있어도 발가락끝으로 의 보행은 할 수 없게 되는 것이 특징이다. 건이 끊어진 경우에는 건을 고정하는 보존요

법과 끊어진 건을 서로 잇게하는 수술요법이 행해지는데
재빠르게 처치하는 것이 중요하다.

구두와 마찰되는 부분의 피부가 딱딱해져 아프다.

이른바 못은 피부 표면에 있는 각층이 끊임없이 반복되는 자극에 의해 두터워진 상태를 말한다. 펜과 연필을 장시간 잡고 있으면 가운데 손가락에 생기는 소위 펜못과 같으며, 구두의 등의 압박에 의해 끊임없이 자극된다.

티눈과 달라서 "심"(튀어나온 것)은 아니지만 피부가 딱딱하게 굳어져 압박되면 신경에 닿아 아프다. 대부분의 경우 구두와 마찰되는 부분, 예를 들면 엄지발가락과 제5발가락(새끼발가락) 또 체중의 부담이 큰 발가락 부분에 가까운 전족부에 생기기 쉽다. 발바닥에 소위 못이 생긴 정도로 병원에 가는 일은 좀처럼 없지만 그래도 심한 통증으로 걷기가 곤란해지면 의사의 진찰을 받는 일도 때로는 있다. 이 발바닥에 생기는 못은 의학용어로는 중족골병저증이라 부른다.

이 중족골병저증은 중족골 골두에 말하자면 과중한 압력이 가해져 생기는 것인데 때로 "못이 생겨서 아프다"는 전문의의 진단을 받았을 때 중족골에 이상이 있는 경우도 있다. 너무 아프면 전문의의 검진을 받도록 하는 것이 좋다.

못으로 인한 경우 통증을 경감하는 방법

발바닥 못 퇴치의 기본은 빨리 없애는 것이다. 목욕탕에 가서 피부가 부드러워져 있을 때에는 딱딱해져 있는 각층 부분을 제거하는 것이 좋다.

이때 절단기 등을 사용하는 것은 피부를 손상시킬 염려가 있다. 줄을 사용하면 안전하다. 못 제거용 줄이 시판되고 있으므로 이것을 사용하면 좋다.

또 발바닥에 못이 생기면 구두에 닿아서 걸을 때마다 아픈 느낌이 있다. 특히 체중의 큰 중족골 골두 부근에 생긴 경우 걸을 때마다 큰 압력을 받으므로 그 통증을 때로 참기 어려운 정도로 되기도 한다.

그 때문에 부자연스러운 걸음걸이가 되며 요통이나 그외 병을 유발하는 일도 있다.

못이 생기면 못전용 보호패드, 또는 쿠션이 들은 소프트 안깔개를 사용한다. 꽤 통증을 경감해 준다.

무리해서 참고 있으면 각층 부분을 한층 자극해 점점 보행에 곤란을 느끼게 된다. 발바닥은 건강에 중요한 관계를 갖고 있으므로 평소에 주의를 기울여 발바닥 이상시에는 적절한 처치가 필요한 것이다.

티눈 - 만성적인 자극으로 생긴다.

피부가 딱딱해져 건드리면 심한 통증이 있다.

티눈도 못과 같이 피부의 각질층이 부분적으로 두꺼워진 것으로 구두 등으로 피부의 작은 부분에 압박이 반복적으로 가해졌을 때나 만성적인 자극으로 생긴다. 티눈은 계안 이라고도 불리며, 단순히 딱딱하게 굳어져 있을 뿐만 아니라 병변부 중심에 반투명한 딱딱한 심눈이 있어 피부 깊숙이 박혀있는 것이 못과 다른 큰 특징이다. 이 눈은 육안으로도 볼 수 있다.

원형 또는 타원형의 작은 콩 정도의 크기로 발바닥의 자극을 받기 쉬워 부분이나 구두가 닿는 발가락 가장자리, 하이힐을 신는 여성은 체중이 실리는 발가락 끝 등에 생기기 쉽다. 살쪄 두꺼워진 각질이 진피로 파고 들어가 커지면 압박으로 심한 통증을 느끼게 된다. 때로는 주위에 염증을 일으킨다.

티눈에는 발가락 위나 발 안쪽에 생기는 신경혈관성인 것과 발가락사이 등 땀으로 습한 장소에 생기는 하얗고 부드러운 연성인 것 두 종류가 있다.

원인은 생래적인 피부의 성질과 피부 표면에 있는 각질층을 반복해 자극하는 것에 있다고 한다. 요컨대 선천적으로 티눈이 생기기 쉬운 사람이 구두 등으로 평소에 발을 압박하면 티눈이 생기는 것이며 만성화되는 경향이 많다.

티눈으로 인한 경우 근본적 치료로는 외과적 절개가 좋다.

티눈은 중심에 있는 딱딱한 심눈을 제거하지 않으면 통증은 없어지지 않는다. 연고를 붙여 2~3일 두고 부드러워지면 떼어내는 방법이 있지만 근본적 치료로는 외과적 절제가 확실하다. 나이프 또는 면도칼 등을 사용해 잘라내는 사람이 있는데 대단히 위험하다. 병균이 침투해 수술해야 하는 처지가 된다. 목욕탕에 가서 가벼운 돌로 싹싹 비비는 사람도 있는데 효과는 없다. 오히려 역으로 각질층을 자극하기 때문이다. 커지지 않을 때에 전문의 진찰을 받는 것이 좋다. 더구나 티눈이나 못과 틀리기 쉬운 것으로 발바닥 바이러스성 사마귀(발바닥 궤양)가 있다. 이 경우도 각질층이 유두 모양으로 평평하게 튀어나와 딱딱하며 표면은 꺼칠꺼칠하다. 대부분의 경우 서있을 때나 보행시에 대단히 심한 통증이 있다.

그러나 사마귀에는 두꺼운 각질을 제거하면 빨간 또는 검은 것으로서 유두에 박혀 있는 혈관을 볼 수 있다. 틀림없이 제거하면 혈관이 나오고 피진이 광대해 질 수가 있으므로 주의가 필요하다.

감입발톱
(발가락이 안쪽으로 파고 들어간 듯이 뻗어 있다.)

발톱이 현저히 변형되어 주위의 살로 파고 들어간다.

엄지발가락과 새끼발가락 등 발가락의 발톱이 현저히 변형되어 주위의 살로 파고 들어가 아프며 화농되어 버리는 증상은 비교적 많이 볼 수 있다.

손톱이나 발톱은 본래 앞 방향을 향해 뻗어가는 것이 보통이다. 그러나 너무 꼭 끼는 구두나 맞지 않는 하이힐을 장시간 참고 무리하게 신고 있으면 발가락 앞 방향으로 뻗을 수 없어 발가락 안쪽으로 파고 들 듯이 뻗어 자란다. 그 결과 발톱주위가 염증을 일으켜 빨개지고 붓는 경우가 많으며 통증도 있다. 또 세균감염을 일으키기 쉬우며 화농된다. 이것이 가감입발톱이라 불리는 전형적인 증상이다.

원인은 맞지 않는 구두이다. 너무 꼭 끼는 구두뿐 아니라 큰 구두도 문제이다. 큰 구두를 장시간 계속 신으면 엄지발가락 주위가 아파지는데 이것은 구두 속을 발이 이동하기 때문이다. 이 자극이 반복되면 엄지발가락 발톱을 변형시킨다.

감입발톱은 성장기에 있는 젊은 사람에게 많은 병의 하나인데 테니스나 야구 등 항상 스포츠를 하는 사람에게도 비교적 많이 볼 수 있다.

　맞지 않는 스포츠 신발을 신고 심한 운동을 하면 발가락이 신발 안쪽에 닿아서 눈에 보이지 않는 작은 상처가 발톱주위에 생긴다.

　이것이 땀이나 오염으로 세균감염을 일으켜 누르면 아프거나 고름이 나오기도 하고 염증이 더욱 심부에 미치면 표저(세균감염에 의한 화농성 염증)가 된다. 표저가 되면 욱신욱신하는 맥을 때리는 듯한 심한 통증을 느끼며, 다리 임파절도 붓고 아프다.

■ 편 저 대한건강증진치료연구회

┃ 나홀로 중풍 예방과 치료 길라잡이
┃ 질병을 치료하는 자연식요법 길라잡이
┃ 질병을 치료하는 식이요법 길라잡이

발지압으로 치료할 수 있는 질병과 건강비법

2024년 01월 5일 2판 인쇄
2024년 01월 10일 2판 발행

편 저 대한건강증진치료연구회
발행인 김현호
발행처 법문북스(일문판)
공급처 법률미디어

주소 서울 구로구 경인로 54길4(구로동 636-62)
전화 02)2636-2911~2, 팩스 02)2636-3012
홈페이지 www.lawb.co.kr

등록일자 1979년 8월 27일
등록번호 제5-22호

ISBN 978-89-7535-924-8

정가 18,000원